AF276059

El diario de mi fecundación *in vitro*

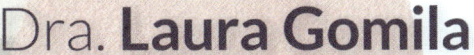

Dra. **Laura Gomila**

El **diario** de mi
fecundación
in vitro

Ser mamá, la historia
de un sueño hacia la vida.

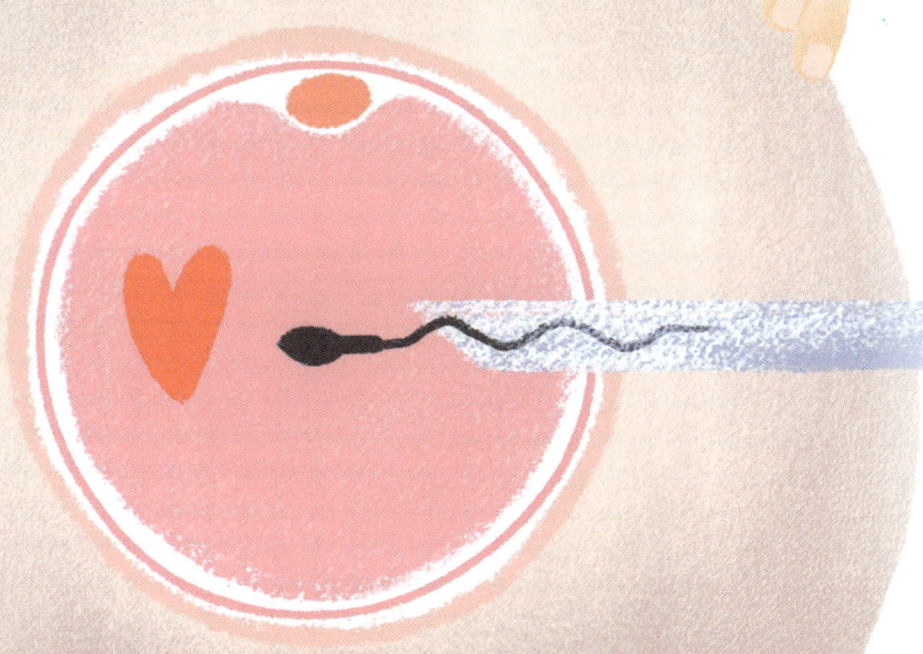

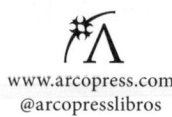

www.arcopress.com
@arcopresslibros

© Laura Gomila, 2025
© Editorial Almuzara s. l., 2025
www.arcopress.com

Primera edición, septiembre, 2025

Arcopress • Salud y Bienestar
Dirección editorial: Pilar Pimentel
Diseño: Laura Gomila y Eva Vilaplana
Ilustraciones: Eva Vilaplana
Maquetación: Fernando de Miguel

Editorial Almuzara S. L.
Parque Logístico de Córdoba. Ctra. Palma del Río, km 4
C/8, Nave L2, nº 3. 14005 - Córdoba
info@almuzaralibros.com

Imprime: Imprenta Mundo
ISBN: 978-84-10354-99-9
Depósito Legal: CO-1414-2025

*Este libro está escrito para ti,
desde el corazón y la profunda admiración.
Gracias por permitirme acompañarte en este
momento tan importante de tu vida.*

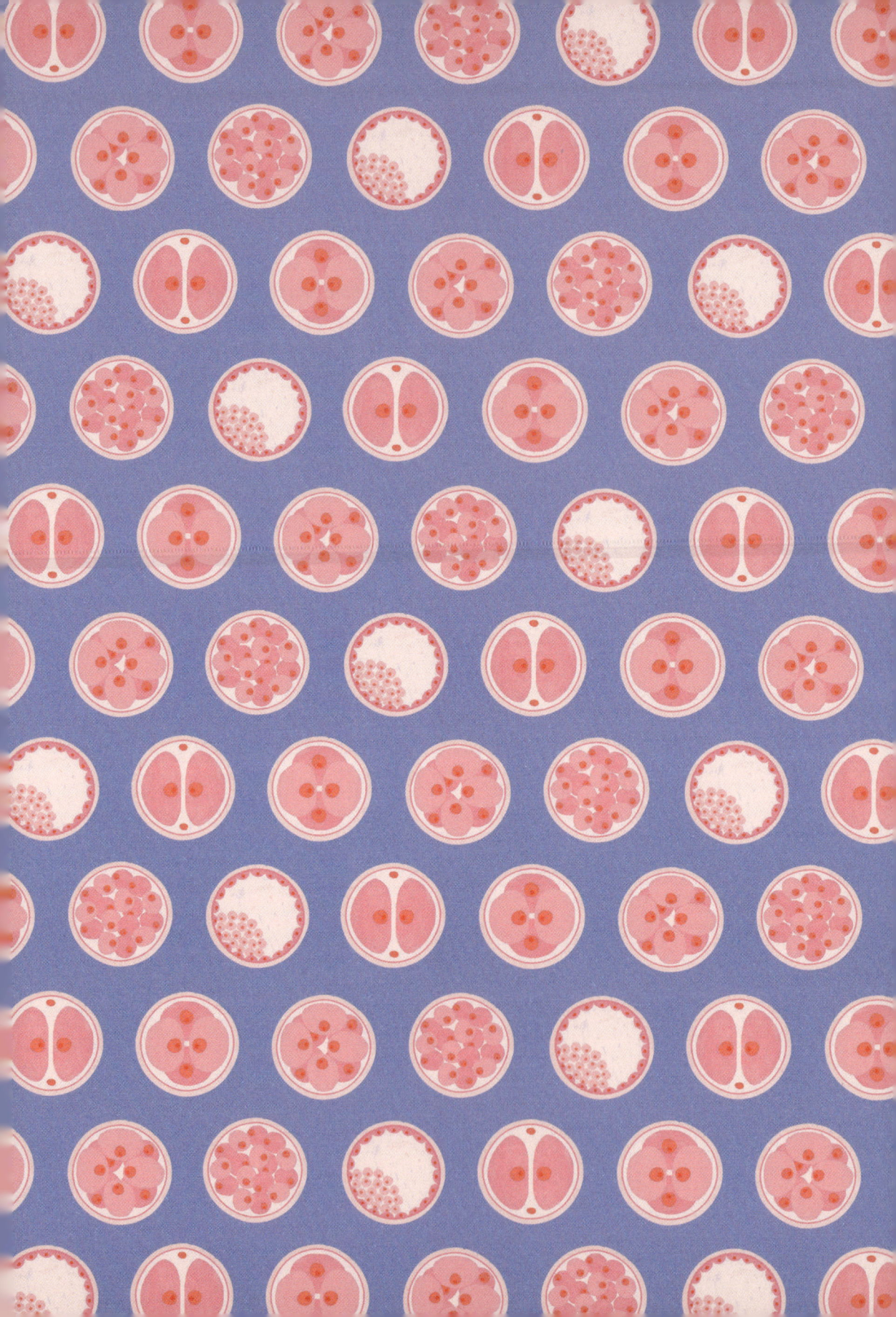

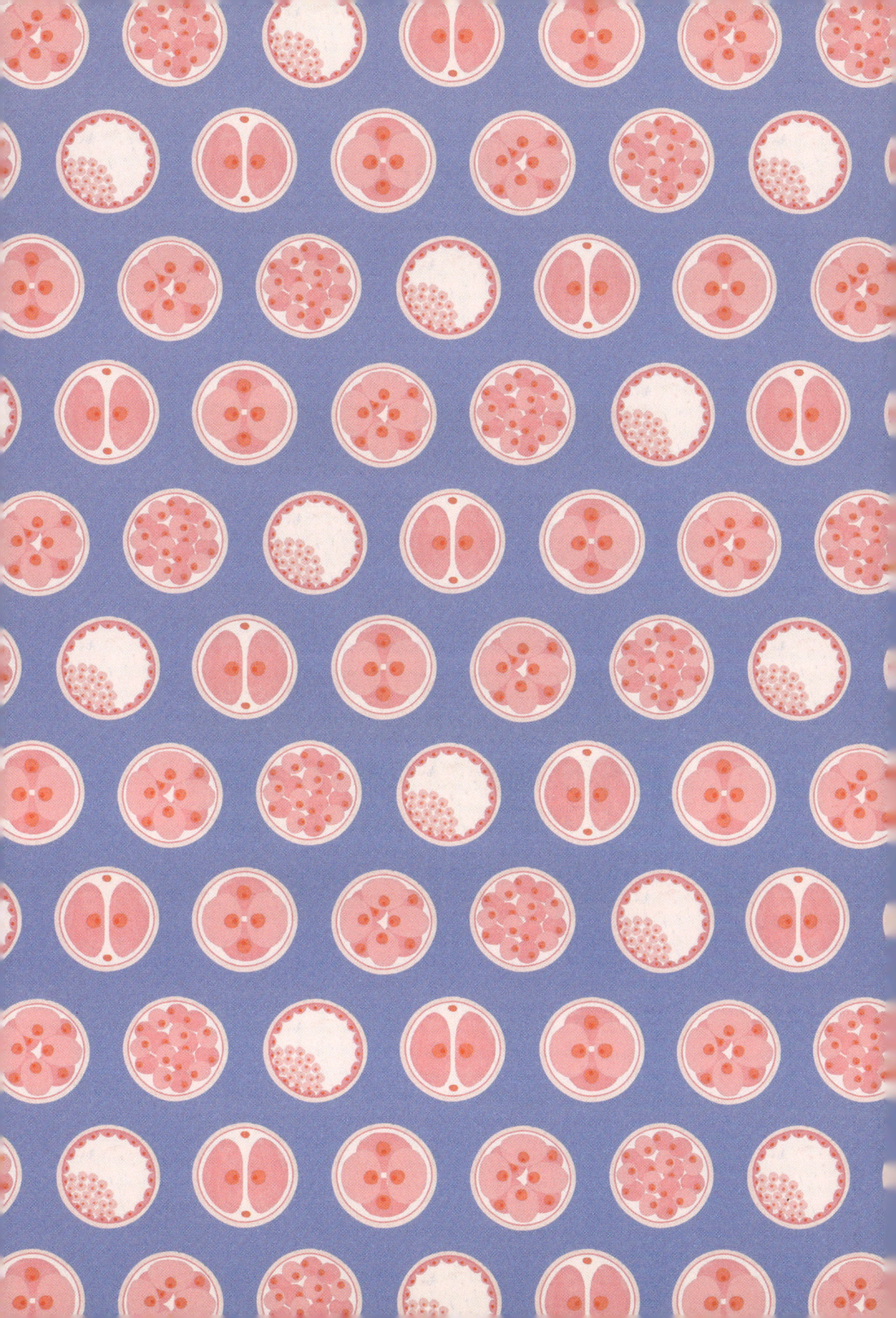

Índice

Índice

INTRODUCCIÓN

SITUACIÓN ACTUAL

1 de cada 6 parejas en el mundo sufren esterilidad, según publica la Organización Mundial de la Salud (OMS).

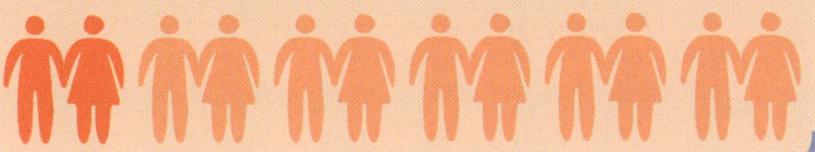

Se entiende por «esterilidad» la **imposibilidad de conseguir el embarazo tras 12 meses de exposición a relaciones sexuales sin protección.**

Las causas pueden ser varias, pero la edad de la mujer es la que tiene mayor peso de cara a marcar el pronóstico de la pareja; esto se debe a que, a medida que la mujer cumple años, la cantidad y la calidad de sus óvulos disminuyen.

Y, cada vez más, nos encontramos ante una sociedad que postpone la búsqueda del embarazo, ya sea por motivos laborales, económicos y/o sociales.

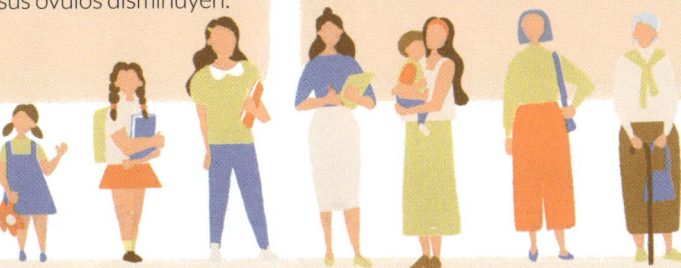

Las parejas acuden a las clínicas de fertilidad con la necesidad de **entender qué está sucediendo** y qué pueden mejorar o cambiar en su estilo de vida para poder llegar a conseguir el embarazo tan deseado. Para ello, es fundamental realizar un estudio integral a ambos miembros de la pareja para **identificar y tratar la causa que justifica la esterilidad**, y, de este modo, poder recurrir a técnicas de reproducción asistida con una mayor tasa de éxito.

Del mismo modo, mujeres con deseo gestacional monoparental o parejas de chicas también pueden recurrir a estas técnicas para conseguir el embarazo.

CAUSAS DE ESTERILIDAD

Existen diferentes causas que justifican la esterilidad en una pareja: el 30 % son debidas a factor femenino; el 30 %, a factor masculino; otro 30 %, a factor mixto (combinando causas femeninas y masculinas), y, lamentablemente, en el 10 % restante de las parejas no se llega a identificar la causa, lo que conocemos como «esterilidad de origen idiopático».

Causas de esterilidad femenina:

- Baja reserva ovárica.
- Baja calidad de los óvulos.
- Obstrucción de una o ambas trompas de Falopio.
- Síndrome de ovario poliquístico con alteración de ciclos menstruales.
- Endometriosis.
- Endometritis crónica.
- Factores inmunológicos que interfieren en la implantación.
- Cariotipo alterado.

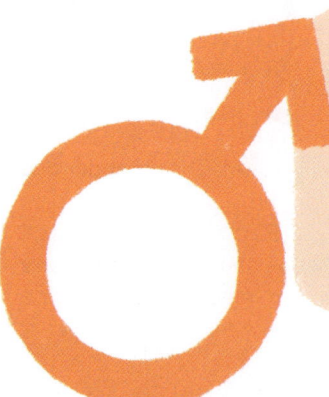

Causas de esterilidad masculina:

- Alteración en la calidad del semen.
- Cariotipo alterado.
- Vasectomía previa.

CAUSAS DE ESTERILIDAD

Existen diferentes causas que justifican la esterilidad en una pareja: el 30 % son debidas a factor femenino; el 30 %, a factor masculino; otro 30 %, a factor mixto (combinando causas femeninas y masculinas), y, lamentablemente, en el 10 % restante de las parejas no se llega a identificar la causa, lo que conocemos como «esterilidad de origen idiopático».

Causas de esterilidad mixta:

Se incluyen las parejas que combinan causas de esterilidad femenina y masculina.

Esterilidad de causa idiopática

Esta entidad la constituyen aquellas parejas a las que no se llega a identificar cuál es el motivo de su esterilidad.

Peeeero... es importante señalar que las parejas con esterilidad de origen idiopático de **menos de 2 años de evolución, y edad de la mujer menor a 36 años**, tienen **buen pronóstico** cuando se someten a tratamientos de reproducción asistida.

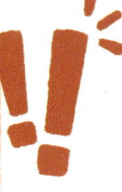

TRATAMIENTOS

Tenemos a nuestro alcance una gran variedad de tratamientos de reproducción asistida, e indicaremos uno u otro en función de cuál sea la causa de la esterilidad de la pareja.

Agrupamos los diferentes tipos de tratamientos según requieran menor o mayor grado de intervención médico-quirúrgica y de la necesidad de técnicas de laboratorio.

Tratamientos de baja complejidad

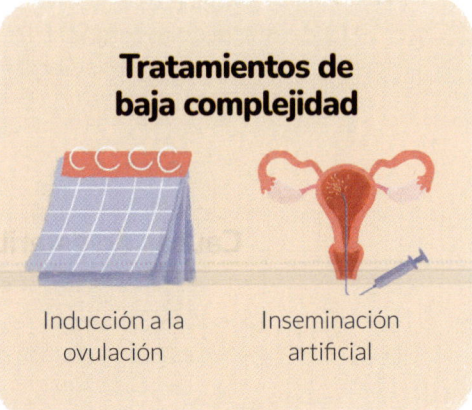

Inducción a la ovulación

Inseminación artificial

Tratamientos de alta complejidad

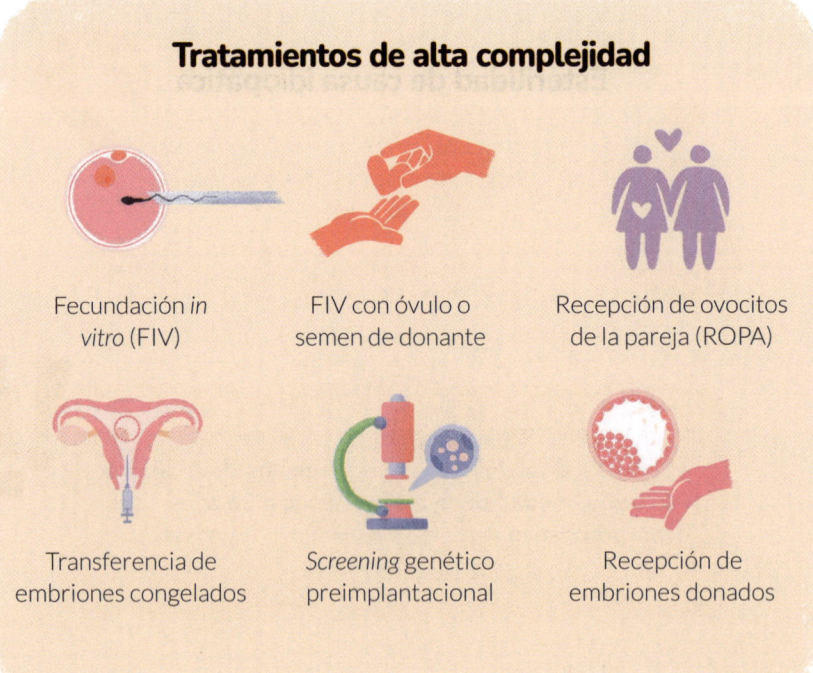

Fecundación *in vitro* (FIV)

FIV con óvulo o semen de donante

Recepción de ovocitos de la pareja (ROPA)

Transferencia de embriones congelados

Screening genético preimplantacional

Recepción de embriones donados

MIS NOTAS

Para mí, el deseo de ser mamá nace de un lugar que no responde a la lógica, es un sentimiento profundamente animal, un impulso a dar vida, proteger, cuidar y amar a otro ser desde el inicio de su existencia.

¿Qué es lo que te mueve a ti a dar este paso hacia la maternidad?

¿EN QUÉ CONSISTE LA FECUNDACIÓN *IN VITRO*?

FECUNDACIÓN IN VITRO

La Fecundación in Vitro (FIV) es el tratamiento que consiste en generar embriones en el laboratorio a partir de óvulos y espermatozoides, para después transferir uno de éstos a la cavidad uterina de la mujer.

¿Cuándo está indicada?

- Alteraciones del ciclo menstrual (síndrome de ovario poliquístico, anovulación).
- Obstrucción de las trompas de Falopio.
- Endometriosis (por afectación de las trompas de Falopio, la calidad de los óvulos o la implantación).
- Fallos de tratamientos previos: inseminaciones artificiales que no han sido exitosas o ciclos de FIV fallidos.
- Edad de la mujer mayor de 36 años.
- Esterilidad de origen idiopático.
- Baja calidad espermática.

¿Por qué yo?

Quizás te lo estás preguntando repetidamente, pero permíteme que te diga que eres capaz de esto y mucho más.

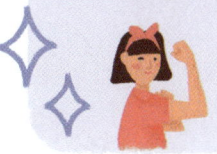

Identifica las cualidades que te definen como mujer y ¡anótalas!

¿Cuál es la tasa de éxito?

El porcentaje de éxito varía según cada pareja, dependiendo, fundamentalmente, de la edad de la mujer, la causa de la esterilidad y la calidad de los óvulos/espermatozoides.

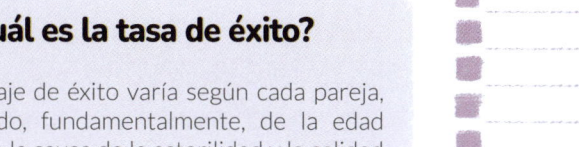

¿Sabías que el primer bebé nacido por fecundación *in vitro* fue Louise Brown, en 1978, en Reino Unido?

25

¿EN QUÉ CONSISTE LA FIV?

ESTIMULACIÓN OVÁRICA

Paso 1

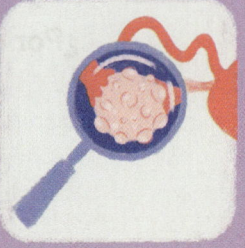

Tiene por objetivo favorecer el crecimiento de todos los folículos hasta un tamaño de entre 17 y 21 mm, para que el óvulo que contienen en su interior pueda completar su maduración.

PUNCIÓN FOLICULAR

Paso 2

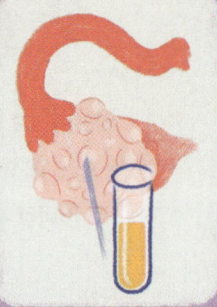

Es el procedimiento quirúrgico mediante el cual se obtienen los óvulos de dentro de cada folículo. Se realiza bajo sedación, y consiste en hacer la punción y aspiración del líquido folicular mediante visión ecoguiada a través de una ecografía transvaginal.

FECUNDACIÓN IN VITRO

Paso 3

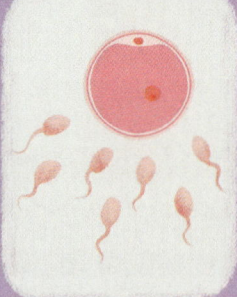

Los óvulos obtenidos de la punción folicular se preparan en el laboratorio de embriología para ser inseminados con espermatozoides de pareja o de donante. Este procedimiento puede llevarse a cabo de manera convencional o mediante microinyección espermática (ICSI).

¿EN QUÉ CONSISTE LA FIV?

DESARROLLO EMBRIONARIO

Paso 4

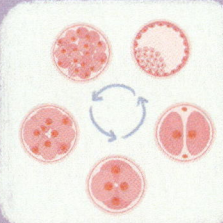

A partir de la fecundación, el embrión inicia su desarrollo, y llevará a cabo una serie de divisiones celulares hasta llegar al estadio de blastocisto, en día + 5 o + 6 de su evolución.

TRANSFERENCIA EMBRIONARIA

Paso 5

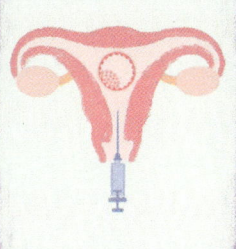

Es el proceso mediante el cual un embrión, de todos los obtenidos en el laboratorio, se deposita en la cavidad uterina de la paciente a través de una cánula blanda. Se trata de un procedimiento muy sencillo que no requiere anestesia.

BETA-ESPERA

Paso 6

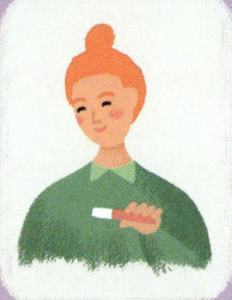

brbrbrbr... La beta-espera... ¡desespera! Tras la transferencia de un embrión en estadio de blastocisto, debemos esperar 10 días para saber si se ha producido la implantación. Para ello, se realiza una analítica en sangre y se identifica la hormona gonadotropina coriónica (beta-hCG).

MIS NOTAS

La fecundación *in vitro* no es solo un tratamiento médico, es un viaje profundo a nivel vital, compuesto por diferentes etapas que requieren preparación física y presencia emocional.

Plasma tus dudas, inquietudes o miedos.

LO QUE DEBES SABER ANTES DE EMPEZAR EL TRATAMIENTO

DIETA SALUDABLE

DIETA SALUDABLE

Seguir una dieta sana, equilibrada y antiinflamatoria es básico para favorecer la implantación del embrión y una posterior gestación saludable. Por este motivo, a continuación, te doy 10 consejos para que puedas ponerla en práctica.

Incorpora **proteína** en los platos principales y que esta ocupe 1/4 del espacio de tu plato.

Son fuente de proteína animal: pollo, pavo, ternera, cerdo, mariscos y pescados. Frecuencia de 3 a 4 veces a la semana.
Son fuente de proteína vegetal: lentejas, garbanzos, frijoles, tofu, quinoa, frutos secos. Frecuencia de 4 a 5 veces a la semana.

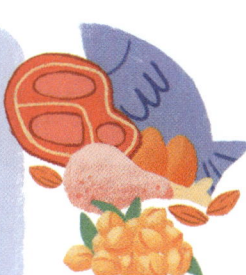

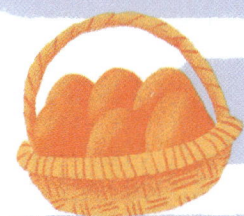

Los **huevos** son una excelente fuente de proteína de alta calidad. Frecuencia de 3 a 4 veces a la semana.

Las **verduras y vegetales** deben ocupar la 1/2 de tu plato y deben ser variados: espinacas, col rizada, acelgas, lechuga romana, brócoli, coliflor, zanahoria, pimiento, tomate, calabaza, espárragos, apio, remolacha, cebolla, ajo, calabacín, berenjena, pepino… Frecuencia de 4 a 5 veces a la semana.

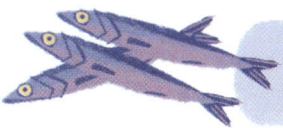

Incrementa el consumo de pescado azul de tamaño pequeño: sardinas, anchoas, boquerones, caballa, etc.

DIETA SALUDABLE

Imprescindible contar con grasas saludables y de calidad, como aguacate, huevos, aceite de oliva, frutos secos y semillas.

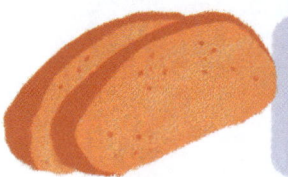

Incorpora hidratos de carbono en algunos de tus platos (mejor en las comidas que en las cenas), priorizando **pseudocereales** como quinoa y trigo sarraceno, para evitar picos de azúcar en sangre.

Los tubérculos, como la patata, el boniato y la yuca, son ricos en **almidón resistente** y tienen un poder antiinflamatorio potente, sobre todo cuando se cocinan asados y son enfriados mínimo 12 horas antes de consumirlos.

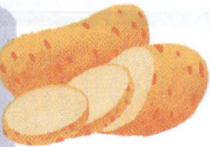

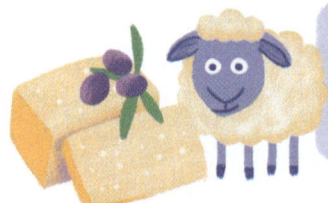

Reduce al máximo los lácteos de vaca y, en caso de que quieras comer **queso**, mejor que sea de oveja o de cabra, ya que el tipo de caseína que contienen es menos inflamatorio.

Evita el gluten (trigo, espelta, cebada y centeno).

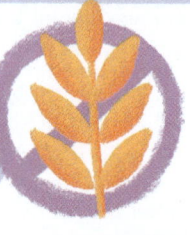

Evita el azúcar y los edulcorantes.

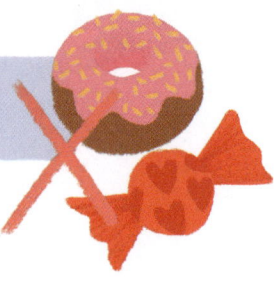

DIETA SALUDABLE

Consejos adicionales

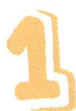 Limita el consumo de carne roja, ya que comerla en exceso puede promover la inflamación.

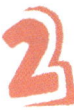 En cuanto a los huevos, elige, preferiblemente, **huevos ecológicos o de gallinas alimentadas con pasto**, ya que tienen mejor perfil de ácidos grasos. Para identificarlos, fíjate en que el primer número del código que llevan impreso en su cáscara sea el 0, huevos ecológicos, o el 1, huevos de gallinas criadas al aire libre.

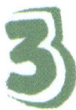 Enriquece tu dieta con **alimentos ricos en prebióticos y probióticos**, ya que son fundamentales para mantener una buena salud digestiva y favorecer un ambiente óptimo para el desarrollo del embarazo. Consulta la página 40.

 Las verduras de hoja verde, como la espinaca y la col rizada, son ricas en **ácido fólico**, cuyo papel principal es el de promover la división celular y, fundamentalmente, ayuda a prevenir defectos del tubo neural durante el desarrollo fetal.

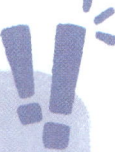

¡Añade alimentos antiinflamatorios!

La importancia de enriquecer la dieta con alimentos antiinflamatorios radica en que estos ayudan a mejorar el equilibrio hormonal, la función del sistema inmunológico, a reducir la inflamación crónica y, en definitiva, a optimizar la salud reproductiva.

Y te preguntarás... ¿Qué alimentos son antiinflamatorios?

En las siguientes páginas, te muestro alguno de ellos.

DIETA SALUDABLE

Alimentos antiinflamatorios

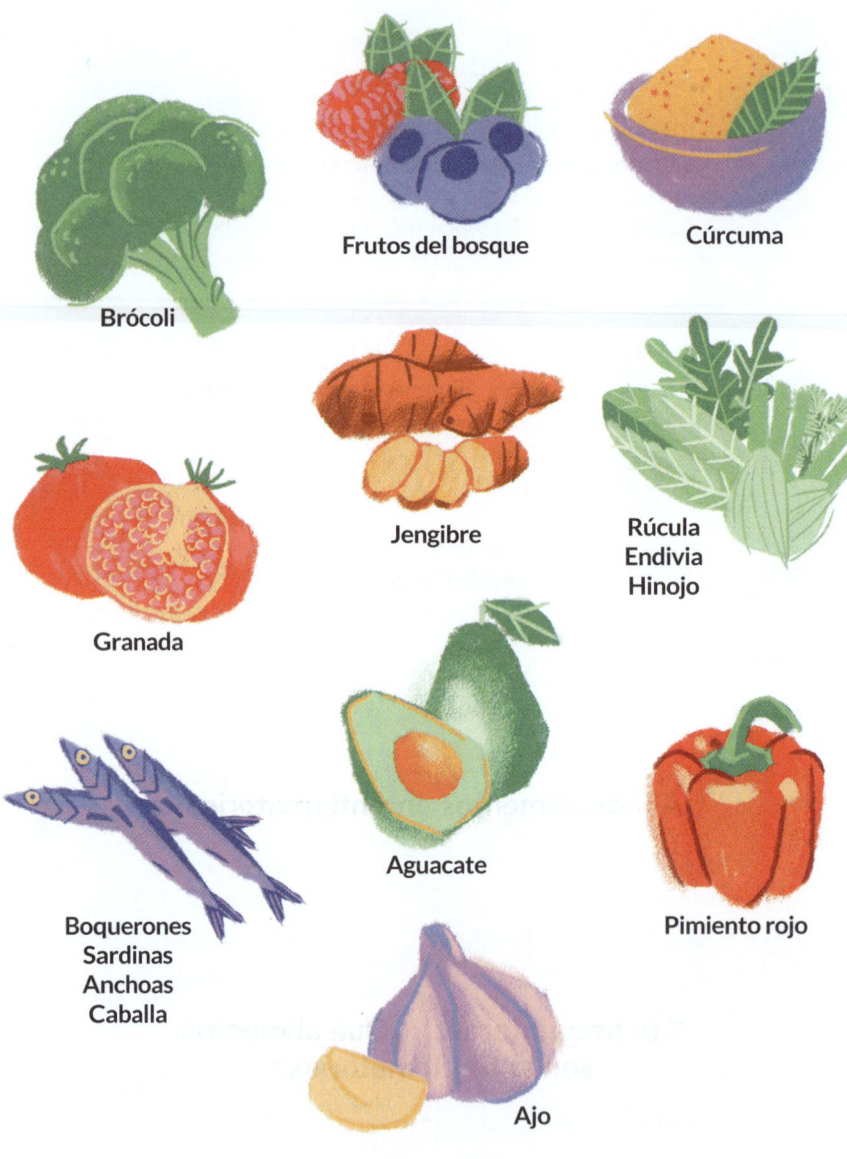

Brócoli

Frutos del bosque

Cúrcuma

Granada

Jengibre

Rúcula
Endivia
Hinojo

Boquerones
Sardinas
Anchoas
Caballa

Aguacate

Pimiento rojo

Ajo

DIETA SALUDABLE

Alimentos antiinflamatorios

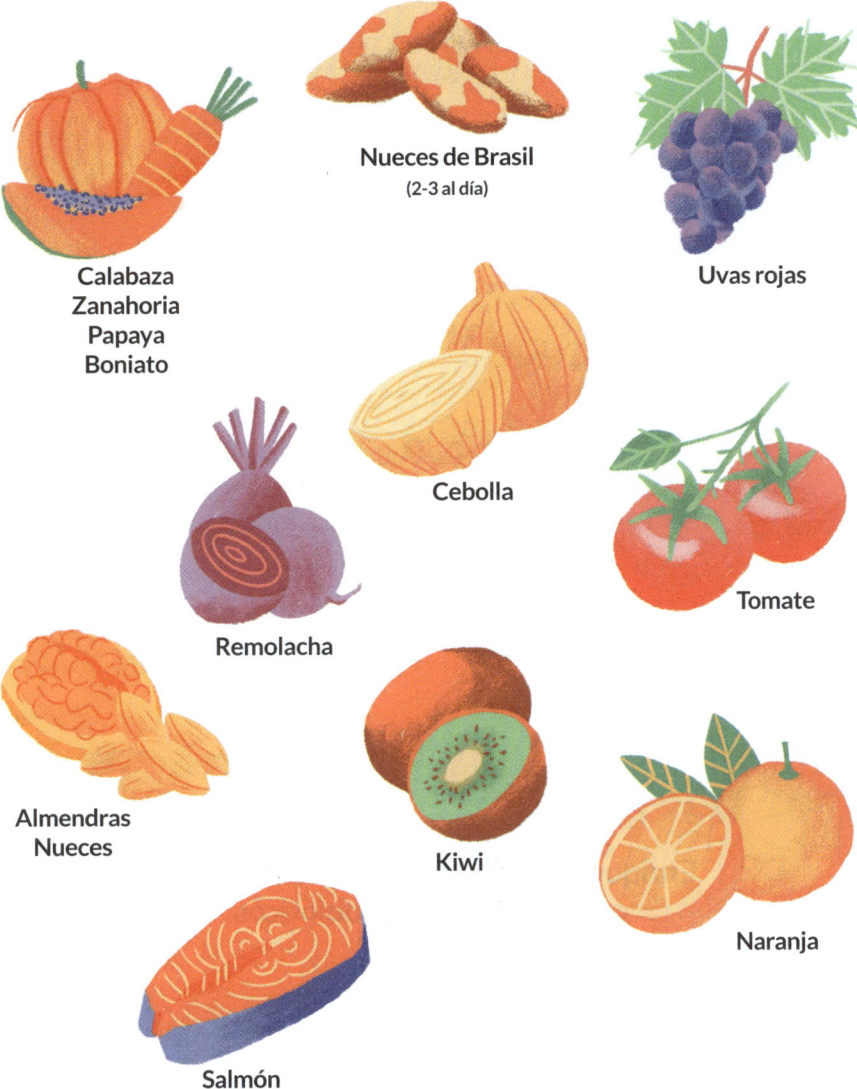

Nueces de Brasil
(2-3 al día)

Uvas rojas

Calabaza
Zanahoria
Papaya
Boniato

Cebolla

Tomate

Remolacha

Almendras
Nueces

Kiwi

Naranja

Salmón

39

DIETA SALUDABLE

Prebióticos

Los prebióticos **son el alimento** de las bacterias
«buenas» que residen en nuestro intestino.

Promueven, por tanto, el desarrollo y la multiplicación
de bacterias como *Bifidobacterium* y *Lactobacillus*,
imprescindibles para conseguir un equilibrio intestinal,
vaginal y endometrial.

Al favorecer el crecimiento de las bacterias «buenas»,
mejoran el equilibrio entre bacterias beneficiosas y
patógenas, en favor de las primeras.

Los ácidos grasos de cadena corta producidos
por la fermentación de los prebióticos **ayudan a
reducir la inflamación** en el intestino y a prevenir la
permeabilidad intestinal, la cual podría desajustar la
microbiota endometrial.

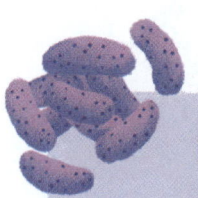
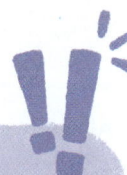

Enriquece tu dieta con alimentos ricos en prebióticos y probióticos. ¿Por qué?

Los prebióticos y probióticos desarrollan un papel muy importante para la
fertilidad y la preparación del cuerpo para el embarazo, ya que, por un lado,
favorecen la absorción de vitaminas para el correcto desarrollo del embrión
y, por otro, previenen el exceso de inflamación, permitiendo un ambiente
óptimo para la implantación y el correcto funcionamiento de la placenta
durante todo el embarazo.

DIETA SALUDABLE

Alimentos ricos en prebióticos

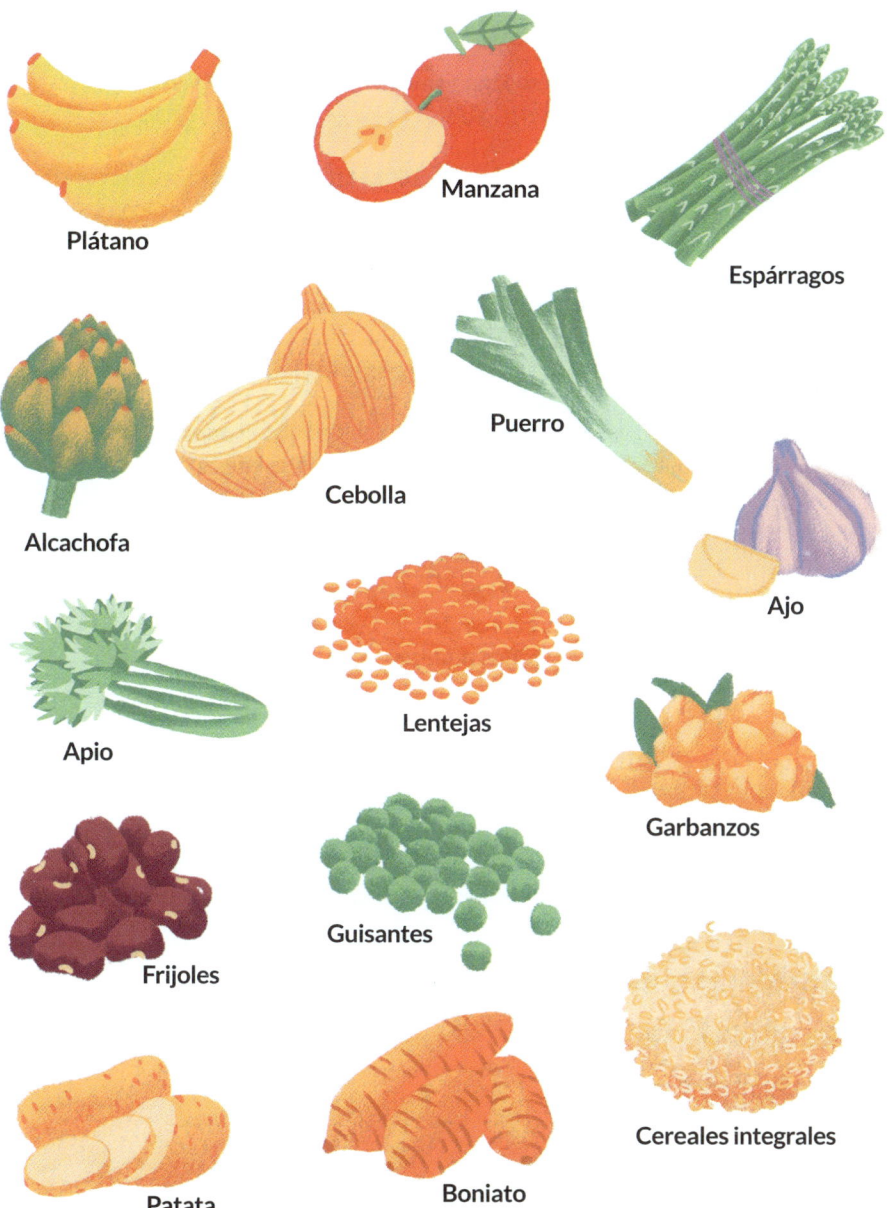

Plátano

Manzana

Espárragos

Alcachofa

Cebolla

Puerro

Ajo

Apio

Lentejas

Garbanzos

Frijoles

Guisantes

Patata

Boniato

Cereales integrales

DIETA SALUDABLE

Probióticos

Los probióticos son **microorganismos vivos,** bacterias y levaduras, que ayudan a mantener una microbiota intestinal saludable.

Tener una microbiota intestinal equilibrada es fundamental para la **correcta absorción de nutrientes** esenciales para la fertilidad, como el ácido fólico, el hierro, la vitamina D y el zinc.

Los probióticos modulan y **previenen el exceso de inflamación** y, de esta manera, generan un entorno más favorable para la implantación del embrión, su desarrollo y la formación de su placenta.

También tienen una estrecha relación con la **respuesta inmunológica** que debe generar el cuerpo cuando interacciona con el embrión, especialmente, en las primeras etapas de la gestación.

Concretamente, los *Lactobacillus* son esenciales para proporcionar un ambiente vaginal y endometrial favorable, ya que, al producir ácido láctico, favorecen un ambiente ácido que **evita que microorganismos patógenos puedan acceder y colonizar** la vagina y/o el endometrio.

¿Sabías que microbiotas endometriales con bajo porcentaje de Lactobacillus y con microorganismos patógenos tienen peores tasas de implantación, de embarazo evolutivo y de recién nacido vivo?

DIETA SALUDABLE

Alimentos ricos en probióticos

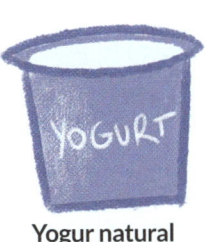

Yogur natural

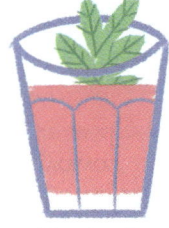

Kombucha

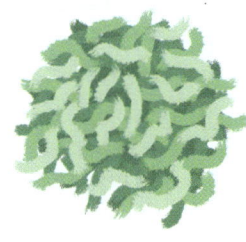

Chucrut
(repollo fermentado)

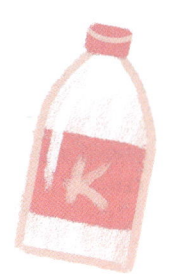

Kéfir sin pasteurizar

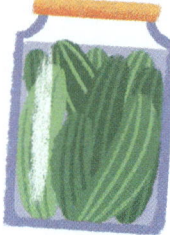

Pepinillos
fermentados
en salmuera
(agua con sal)

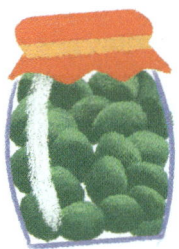

Aceitunas
fermentadas en
salmuera
(agua con sal)

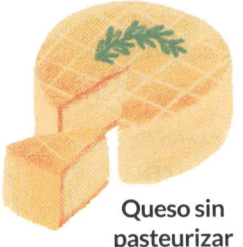

Queso sin
pasteurizar

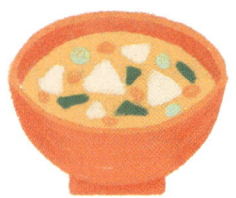

Miso
(pasta de soja
fermentada)

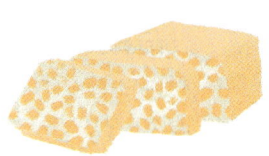

Tempeh
(pastel de soja
fermentada)

Ejemplo de menú

*Consúltalo con tu nutricionista para que
lo adapte a tus necesidades nutricionales.*

	DESAYUNO	COMIDA	CENA
Lunes	Café con bebida de almendras. Tostada de pan de trigo sarraceno con aguacate y tomate.	Menestra de verduras con merluza a la plancha. Una pieza de fruta.	Tortilla de espinacas con puñadito de frutos secos. Una pieza de fruta.
Martes	Café con bebida de almendras. Yogur natural/kéfir con granola sin gluten y frutos rojos (arándanos, fresas).	Ensalada de garbanzos con rúcula, cebolla, pepinillos, tomate y huevo duro. Una picza de fruta.	Crema de verduras con semillas de chía. Una pieza de fruta.
Miércoles	Café con bebida de almendras. Tostada con pan de trigo sarraceno con tomate y caballa en aceite.	Salmón con verduras al horno. Una pieza de fruta.	Ensalada de patata con canónigos, tomate, aceitunas, boquerones y semillas de calabaza. Una pieza de fruta.
Jueves	Café con bebida de almendras. Tostada con pan de trigo sarraceno con aguacate y huevo revuelto.	Brócoli y patata al vapor con salchichas de pollo. Una pieza de fruta.	Crema de verduras con cúrcuma. Yogur/kéfir.
Viernes	Café con bebida de almendras. Tostada con pan de trigo sarraceno con queso fresco y pavo.	Dorada con boniato asado y ensalada de canónigos. Una pieza de fruta.	Tortilla a la francesa con champiñones y tomate. Una pieza de fruta.
Sábado	Café con bebida de almendras. Macedonia de frutas con kéfir y frutos secos.	Pasta de espelta integral con salmón, tomates cherry y tacos de queso feta. Una pieza de fruta.	Pollo deshuesado a la plancha con espárragos verdes y chucrut. Una pieza de fruta.
Domingo	Café con bebida de almendras. Tostada con pan de trigo sarraceno con jamón ibérico.	Ensalada de arroz integral y quinoa con rúcula, queso de oveja, espárragos blancos, almendras y tomates secos. Una pieza de fruta.	Hamburguesa de pavo con ensalada de espinacas, aguacate, pepino y zanahoria rallada. Una pieza de fruta.

Ejemplo de menú vegetariano

*Consúltalo con tu nutricionista para que
lo adapte a tus necesidades nutricionales.*

	DESAYUNO	COMIDA	CENA
Lunes	Café con bebida de almendras. Tostada de pan de trigo sarraceno con aguacate y tomate.	Ensalada de quinoa con espinaca, aguacate, cebolla morada y semillas de calabaza. Una pieza de fruta.	Tortilla de espinacas con puñadito de frutos secos. Una pieza de fruta.
Martes	Café con bebida de almendras. Yogur natural/kéfir con granola sin gluten y frutos rojos (arándanos, fresas).	Berenjena rellena de lentejas, tomate y espinacas. Una pieza de fruta.	Crema de verduras con semillas de chía. Una pieza de fruta.
Miércoles	Café con bebida de almendras. Tostada con pan de trigo sarraceno con hummus y cúrcuma.	Hamburguesa de garbanzos y cúrcuma con ensalada de rúcula y chucrut. Una pieza de fruta.	Sopa de miso con tofu. Yogur/kéfir.
Jueves	Café con bebida de almendras. Tostada con pan de trigo sarraceno con aguacate y huevo revuelto.	Ensalada de quinoa con tofu, espinaca, tomates cherry y semillas de sésamo. Una pieza de fruta.	Crema de verduras con cúrcuma. Yogur/kéfir.
Viernes	Café con bebida de almendras. Tostada con pan de trigo sarraceno con queso fresco.	Ensalada de lentejas con aguacate, tomate y cebolla. Una pieza de fruta.	Tortilla a la francesa con champiñones y tomate. Una pieza de fruta.
Sábado	Café con bebida de almendras. Macedonia de frutas con kéfir y frutos secos.	Puré de boniato y jengibre con tofu a la plancha con ajo y cúrcuma. Una pieza de fruta.	Berenjena y calabacín asados con aceite de oliva y ajo, con espárragos verdes. Una pieza de fruta.
Domingo	Café con bebida de almendras. Tostada con pan de trigo sarraceno con hummus de garbanzo.	Ensalada de arroz integral y quinoa con rúcula, queso de oveja, espárragos blancos, almendras y tomates secos. Una pieza de fruta.	Sopa de lentejas con cúrcuma y espárragos al horno. Una pieza de fruta.

Diseña tu propio menú

	DESAYUNO	COMIDA	CENA
Lunes			
Martes			
Miércoles			
Jueves			
Viernes			
Sábado			
Domingo			

CAFEÍNA EN EL VARÓN

También es importante prestar atención y evaluar detenidamente el factor masculino, ya que aspectos cotidianos como la cafeína pueden pasar desapercibidos, y se sabe que su **consumo excesivo puede tener un impacto negativo** en la fertilidad del varón.

¿De qué modo afecta el consumo excesivo de cafeína?

1 Empeora la calidad espermática

El consumo excesivo de cafeína puede empeorar la morfología de los espermatozoides, lo que dificulta la capacidad del espermatozoide para fecundar el óvulo.

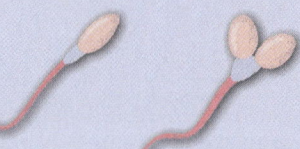

Morfología normal   **Morfología alterada**

En un tratamiento de FIV, cuando la muestra de semen presenta un porcentaje elevado de espermatozoides con morfología alterada, se aplica la ICSI, que consiste en seleccionar el espermatozoide con morfología normal, identificándolo a través del microscopio e introduciéndolo en el interior del óvulo.

2 Aumenta la fragmentación del ADN espermático

El estrés oxidativo que se produce por el consumo excesivo de cafeína puede **dañar el ADN** que transportan los espermatozoides y, en consecuencia, afectar negativamente a la calidad de los futuros embriones.

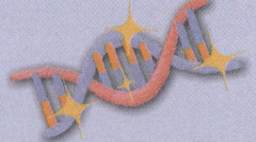

ADN espermático fragmentado

Se puede cuantificar con un análisis especial de muestra de semen.

En estos casos, cuando realizamos un tratamiento de FIV, tenemos a nuestro alcance **dispositivos para filtrar y reducir el porcentaje de espermatozoides con fragmentación** antes de microinyectar el espermatozoide dentro del óvulo.

CAFEÍNA EN EL VARÓN

¿Qué se entiende por consumo excesivo de cafeína?

En este sentido, falta solidez a nivel de evidencia científica para establecer un consenso sobre qué se considera una cantidad excesiva de cafeína. Sin embargo, diferentes estudios coinciden en que cantidades de 400 mg de cafeína diarios, equivalentes a **3 o 4 tazas de café al día,** pueden repercutir negativamente en la fertilidad masculina.

¡Pero... no solo el café contiene cafeína!

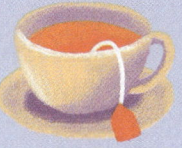 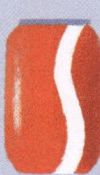  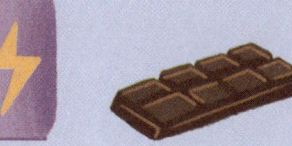

Té	Bebida de cola	Bebidas energéticas	Chocolate

El té negro o verde, la bebida de cola, las bebidas energéticas y el chocolate contienen cafeína en diferentes cantidades respectivamente, siendo **el café la principal fuente de cafeína.**

¿Qué recomiendo?

En la línea de lo explicado anteriormente, y con el objetivo de obtener mejores resultados en el tratamiento de FIV, recomiendo reducir la ingesta de cafeína diaria, idealmente, y **como máximo, a 1 taza de café al día.**

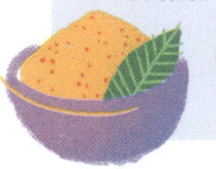

La **complementación con cúrcuma** puede ayudar a reparar el daño del ADN espermático.

COMPLEMENTOS VITAMÍNICOS

COMPLEMENTOS VITAMÍNICOS

En la búsqueda del embarazo...

Los complementos vitamínicos nos ayudan a reforzar carencias o deficiencias presentes en nuestro organismo como consecuencia de la edad, del estilo de vida y/o de las condiciones físicas propias.

Es interesante hacer hincapié en cada una de estas posibles deficiencias para poder preparar nuestro cuerpo de manera integral y reunir las condiciones óptimas para conseguir un embarazo saludable, desde el punto de vista materno y fetal.

A continuación, te detallo algunos complementos vitamínicos dirigidos a reforzar la fertilidad de la mujer:

¡Importante!

La indicación de los complementos vitamínicos ha de ser individualizada según tus necesidades, y estos deben ser supervisados por tu ginecólogo. Nunca los tomes por cuenta propia.

La evidencia científica que existe hasta el momento sobre el impacto de la mayoría de complementos vitamínicos es limitada debido a la heterogeneidad de los estudios. A pesar de ello, los resultados son alentadores.

Folato activo

Ubiquinol

Vitamina D3

Melatonina

Omega-3

Myo-inositol

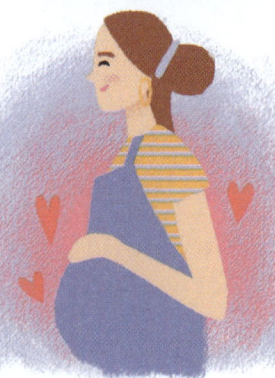

COMPLEMENTOS VITAMÍNICOS

Folato activo

También conocido como L-metilfolato o 5-metiltetrahidrofolato (5-MTHF), es la forma **biológicamente activa** de la vitamina B9, por lo que el cuerpo ya puede usarlo directamente, sin necesidad de ser convertido en el hígado.

Su función principal es la **síntesis de ADN y división celular**, papel esencial en el embarazo. Su déficit puede desencadenar malformaciones fetales a nivel del tubo neural, como la espina bífida, la anencefalia y el labio leporino.

Además, también está implicado en el proceso de metabolización de la homocisteína. En este sentido, su déficit conlleva un acúmulo de homocisteína y, por tanto, puede llegar a desarrollar complicaciones como aborto, preeclampsia, retraso en el crecimiento fetal y parto prematuro.

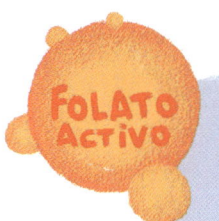

Es importante asegurar que los niveles de folato sean adecuados antes y durante el embarazo.

Para la mayoría de las mujeres tomar **folato activo en una dosis de 400-800 mcg al día**, desde al menos un mes antes del embarazo, puede ser suficiente.

Se puede tomar en cualquier momento del día, acompañado por un vaso de agua, con o sin alimentos.

COMPLEMENTOS VITAMÍNICOS

Folato activo
y mutación del gen MTHFR

El gen metilentetrahidrofolato reductasa (gen MTHFR) es el responsable de sintetizar la enzima encargada de **convertir el ácido fólico en folato activo**, llamada metilentetrahidrato reducatasa (MTHFR). Y, a su vez, como decíamos, el folato activo está implicado en procesos de metabolización de la homocisteína.

Más del 50 % de la población presenta una mutación en el gen MTHFR.

Aquellas personas que presentan una **mutación del gen** MTHFR sintetizan la enzima MTHFR de manera deficiente y, como consecuencia, tienen niveles bajos de folato activo **y niveles altos de homocisteína**.

Por un lado, el déficit de folato activo produce malformaciones fetales y, por otro, el aumento de la homocisteína genera un ambiente protrombótico que puede relacionarse con fallos de implantación o abortos de repetición, además de las complicaciones obstétricas descritas anteriormente (preeclampsia, retraso en el crecimiento fetal y parto prematuro).

FOLATO ACTIVO

Las mujeres con la mutación del gen MTHFR:

Pueden llegar a necesitar **dosis más altas de folato activo** respecto a la dosis estándar recomendada.

Lo ideal es individualizar la dosis en cada caso e ir ajustándola hasta conseguir niveles analíticos correctos de folato y de homocisteína.

COMPLEMENTOS VITAMÍNICOS

Vitamina D3

La vitamina D3, o también conocida como «colecalciferol», es la responsable de asimilar el calcio en los huesos y, además, interviene en procesos del sistema inmunológico.

En fertilidad, concretamente, tiene un efecto directo sobre las células que forman el sistema inmunológico del endometrio, produciendo un **efecto antiinflamatorio y favoreciendo la inmunotolerancia** del embrión.

Por tanto, tiene un papel clave en la fase de implantación y correcta placentación; previniendo complicaciones como el aborto espontáneo y la preeclampsia.

La principal fuente de vitamina D en el cuerpo proviene de la producción cutánea como resultado a la **exposición solar.**

Algunos alimentos también contienen vitamina D3, como, por ejemplo, el salmón, los huevos y el hígado.

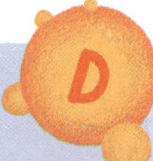

La suplementación de vitamina D3

Es la opción a la que recurrimos frecuentemente para conseguir niveles óptimos de vitamina D, considerados **de entre 30 a 60 ng/ml.**

Si existe déficit analítico, se recomiendan dosis altas de **4000 UI al día.**

Al ser una vitamina liposoluble, se aconseja tomarla junto con alimentos que contengan grasa para que se absorba mejor.

COMPLEMENTOS VITAMÍNICOS

Omega-3

El omega-3, especialmente los ácidos grasos EPA (ácido eicosapentaenoico) y DHA (ácido docosahexaenoico), tiene varios efectos positivos sobre la fertilidad de la mujer. Es el **antioxidante por excelencia.**

Su principal función es la de mejorar la **calidad del óvulo**, ya que influye en la integridad de su membrana, y, también, proporciona un ambiente antiinflamatorio a nivel uterino, lo cual **favorece la implantación del embrión.**

Lo podemos consumir a través de alimentos como el aguacate, los frutos secos o el pescado azul pequeño.

En general, se recomienda complementar la dieta con omega-3 cuando los ácidos grasos más oxidantes, como el omega-6, están en dominancia respecto al primero y, por tanto, el ambiente predominante es el inflamatorio.

En la búsqueda del embarazo, se recomienda, especialmente, en mujeres mayores de 36 años, síndrome de ovario poliquístico y endometriosis.

La suplementación de omega-3

La dosis de DHA recomendada es de 1000 UI al día.

Al ser liposoluble, se aconseja tomarlo junto con alimentos que contengan grasa para asegurar su correcta absorción.

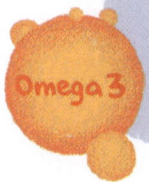

COMPLEMENTOS VITAMÍNICOS

Ubiquinol

Es la forma activa de la coenzima Q10.
La coenzima Q10 (ubiquinona) debe ser metabolizada
por el organismo a su forma activa (ubiquinol) para
que sea efectiva. A mayor edad de la mujer, esta
metabolización se realiza de manera menos eficiente,
motivo por el cual es importante tomar ubiquinol en
lugar de ubiquinona.

Actúa sobre las mitocondrias del óvulo, mejorando el
rendimiento energético del mismo, por lo que tiene un
papel clave en el desarrollo folicular y en la adecuada
maduración del ovocito.

Al mejorar la calidad de los óvulos, mejora también la
calidad de los futuros embriones y, por tanto, favorece
la tasa de embarazo.

Se recomienda, especialmente, en mujeres con baja
reserva ovárica y edad mayor de 35 años.

Los niveles de ubiquinol en los alimentos son bajos, por
ello debemos recurrir a la complementación de la dieta,
cuando este está indicado.

La suplementación de ubiquinol

La dosis estándar recomendada es de **200 mg al día.**
En condiciones específicas, se puede llegar a indicar dosis de
hasta 300 a 600 mg al día.

Se puede tomar en cualquier momento del día, acompañado
con alimentos grasos.

UBIQUINOL

COMPLEMENTOS VITAMÍNICOS

Melatonina

Es la hormona segregada, de manera natural, por la glándula pineal situada en el cerebro, y su producción va en descenso gradualmente con la edad. Se encarga de regular el ciclo de sueño-vigilia.

A nivel de la fertilidad, su importancia radica en su efecto **antioxidante y antiinflamatorio.**

El estrés oxidativo tiene un efecto tóxico a nivel ovárico, produciendo una reducción significativa de la proliferación de las células de la granulosa presentes en el folículo y responsables de la maduración del óvulo.

Los receptores de la melatonina están presentes en los ovocitos y en las células de la granulosa, y es a través de estos que se lleva a cabo el **efecto protector a nivel folicular.**

Se prescribe, especialmente, a mujeres mayores de 36 años, baja reserva ovárica, síndrome de ovario poliquístico y endometriosis.

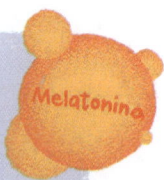

La suplementación de melatonina

La dosis recomendada es de **1.9 mg al día.**

Al ser la hormona que regula el ciclo del sueño, y dado que ayuda a conciliarlo, se aconseja tomarla por la noche.

COMPLEMENTOS VITAMÍNICOS

Myo-inositol

Mejora la **salud hormonal y la función ovárica**, ya que su principal papel es el de reducir la resistencia a la insulina y regular el equilibrio de la glucosa.

Al reducir la resistencia a la insulina, reduce el ambiente inflamatorio y oxidativo, favoreciendo así un ambiente óptimo para la **calidad de los ovocitos e implantación del embrión.**

Está especialmente indicado en mujeres con **síndrome de ovario poliquístico (SOP)**; la mayoría de ellas tienen asociado un aumento de la resistencia a la insulina, lo que dificulta la ovulación y produce ciclos menstruales irregulares o incluso ausencia de regla (amenorrea).

El myo-inositol está presente en algunos alimentos como frutas, nueces y cereales integrales, aunque en concentraciones bajas. En caso de estar indicado, se recomienda recurrir a la complementación de la dieta con suplementos de myo-inositol.

La suplementación de myo-inositol

Generalmente, se recomiendan **dosis de 1.5 a 4 g al día**, a menudo combinadas con otra forma de inositol llamada D-chiro-inositol para potenciar su efecto.

Se puede tomar en cualquier momento del día, con las comidas.

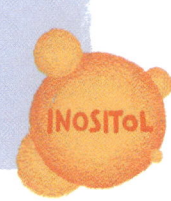

GESTIÓN DEL ESTRÉS

GESTIÓN DEL ESTRÉS

Dar valor a tus sentimientos y ser consciente de cómo estás viviendo este proceso es importante para no dejar de lado tu bienestar emocional. A continuación, te comparto las principales causas de estrés que generalmente sienten las mujeres antes de iniciar un tratamiento de fertilidad.

EDAD

La edad de la mujer es el factor con mayor peso de cara a establecer el pronóstico de éxito del tratamiento. Sea cual sea tu edad, piensa que ya estás aquí, tratando esta dificultad de manera activa.

CULPABILIDAD

Es frecuente sentirse frustrada o no valiosa como mujer por ser incapaz de conseguir el embarazo de manera natural.

Pero recuerda: no eres menos mujer por ello.

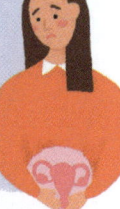

ENTORNO SOCIAL

Puede que tus amigos o círculo cercano ya tengan hijos y tengas que presenciar a diario conversaciones y preocupaciones sobre crianza.

No dejes que la presión social pueda transferir en ti un sentimiento negativo.

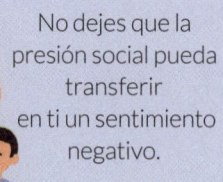

DESCONOCIMIENTO

Ha llegado el momento de dejar atrás el concepto clásico de la reproducción humana y toca entender conceptos nuevos acerca de las técnicas de reproducción asistida; conceptos que antes no sabías ni que existían. Además, desconoces cómo va a ser el proceso para ti, si va a funcionar o si no lo vas a conseguir, y esa incertidumbre puede generarte estrés.

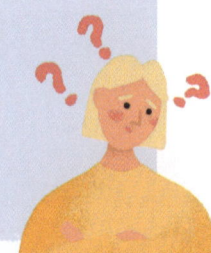

GESTIÓN DEL ESTRÉS

TIEMPOS

Durante el estudio de fertilidad o, incluso, durante el tratamiento de FIV, pueden surgir imprevistos a nivel médico que provoquen postponer o alargar el tiempo hasta conseguir el embarazo.

Mantén la calma, estoy segura de que tu ginecólogo está tomando las mejores decisiones para establecer un plan de tratamiento individualizado y personalizado para tu caso.

MIEDO

Al iniciar un tratamiento de fecundación *in vitro*, la incertidumbre, el desconocimiento, los tiempos y el pensamiento de no lograrlo alimentan esta emoción.

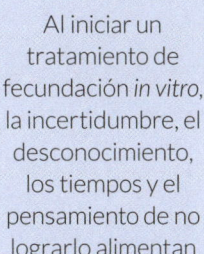

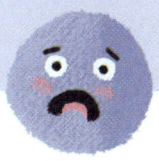

¿Y tú? ¿Añadirías alguna causa de estrés diferente a estas?

GESTIÓN DEL ESTRÉS

¿Qué sientes tú?

SOBRE TU ENTORNO SOCIAL...

SOBRE TU EDAD...

¿DE QUÉ TIENES MIEDO?

¿SIENTES CULPA?

CONSEJO

Analiza cada uno de estos sentimientos, acéptalos y reconócelos. Deja que lleguen a tu mente, suéltalos y déjalos ir. No te quedes con ellos rumiando, porque no lo puedes cambiar y lo único que vas a conseguir es un desgaste emocional.

GESTIÓN DEL ESTRÉS

La importancia de sentirte apoyada

Puede que hayas iniciado este tratamiento con tu pareja o con el deseo de crear una familia monoparental. En cualquiera de los dos casos, es importante, e incluso necesario, contar con el apoyo de gente próxima a ti en la que puedas confiar y desahogarte si en algún momento las cosas no salen como teníamos previsto.

> Conocer a mujeres que estén pasando por el mismo proceso que tú puede que ayude a sentirte más comprendida y arropada.

ELIGE TU GRUPO DE APOYO

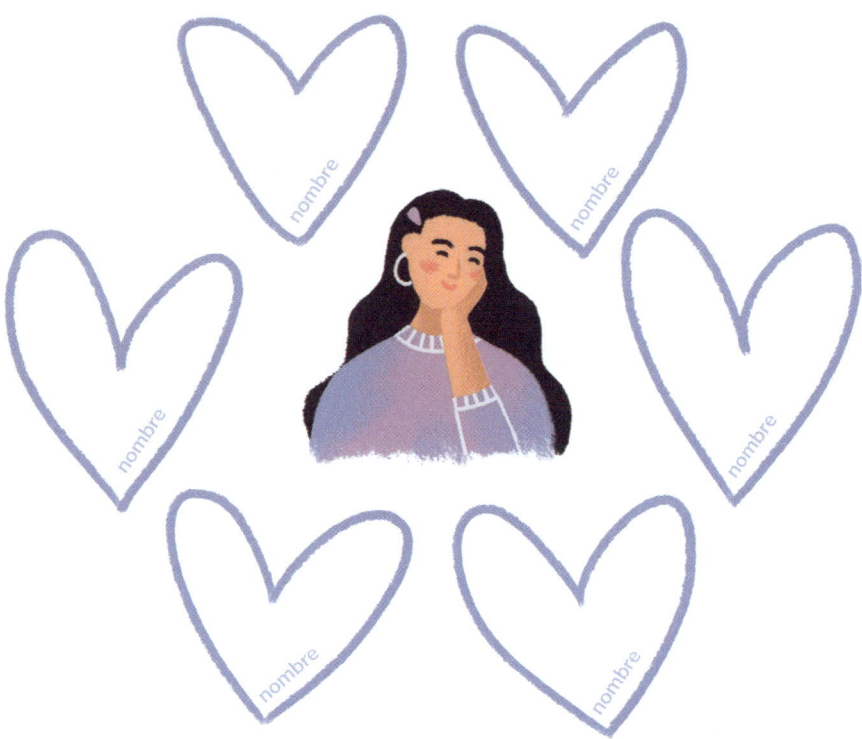

EJERCICIO FÍSICO

EJERCICIO FÍSICO

En la mujer, la actividad física moderada:

- Previene el sobrepeso.
- Canaliza el estrés y la ansiedad.
- Regula el ciclo menstrual y la ovulación.
- Mejora la tasa de implantación.
- Favorece el embarazo sano.

A tener en cuenta:

El **exceso de ejercicio físico**, tanto en frecuencia, intensidad o duración, altera la pulsatilidad en la liberación de la hormona GnRH hipotalámica, dando lugar a ciclos irregulares o, incluso, a la desaparición de la menstruación (amenorrea).

CONSEJO

Realiza ejercicio moderado y regular, 2 o 3 veces a la semana, distribuido en diferentes días.

EJERCICIO FÍSICO   L   M   X   J   V   S   D

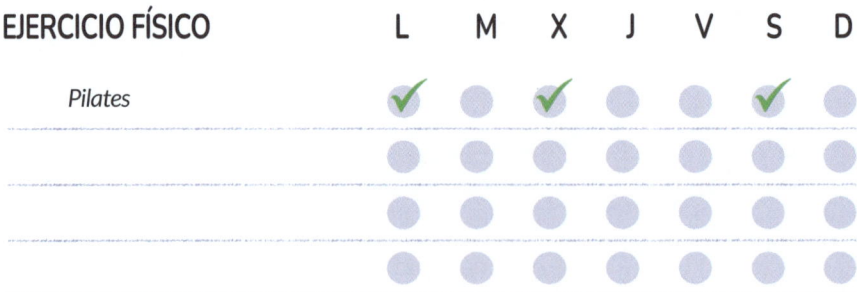

Pilates

Anota los diferentes tipos de actividad física que realices durante la semana y señala en qué días los practicas. Por ejemplo: caminar, yoga, natación, etc.

EJERCICIO FÍSICO

En el varón, la actividad física moderada:

Aumenta la producción de testosterona y se asocia a mejores parámetros seminales respecto a aquellos que practican ejercicio excesivo o tienen una vida sedentaria.

Practicar más de 5 horas semanales de ciclismo puede disminuir la concentración y la motilidad espermática, debido al trauma mecánico que se produce a nivel testicular y el aumento de temperatura a nivel escrotal.

A tener en cuenta:

Los anabolizantes, usados para promover el aumento de masa muscular en deportistas, inhiben la producción de testosterona y reducen la espermatogénesis, produciendo atrofia testicular.

CONSEJO

Realizar 3 horas de ejercicio moderado a la semana.

EJERCICIO FÍSICO   L   M   X   J   V   S   D

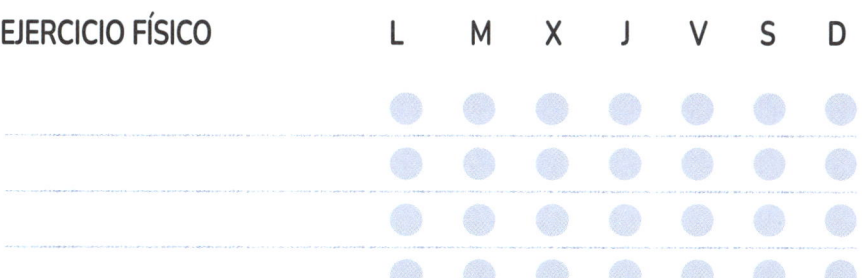

Anota los diferentes tipos de actividad física que realice tu pareja durante la semana y señala en qué días los practica.

MIS NOTAS

Cada pequeño cuidado suma. Un cuerpo preparado y una mente en calma pueden acercarnos a una mayor probabilidad de éxito.

Repasa tu día a día con cariño y escribe aquello que te gustaría fortalecer.

ESTUDIO INICIAL DE FERTILIDAD

ESTUDIO INICIAL DE FERTILIDAD

Antes de iniciar un tratamiento de reproducción asistida, es importantísimo realizar un correcto estudio inicial de fertilidad en ambos miembros de la pareja, y, con ello, establecer las bases de un tratamiento individualizado y poder predecir así el pronóstico de este.

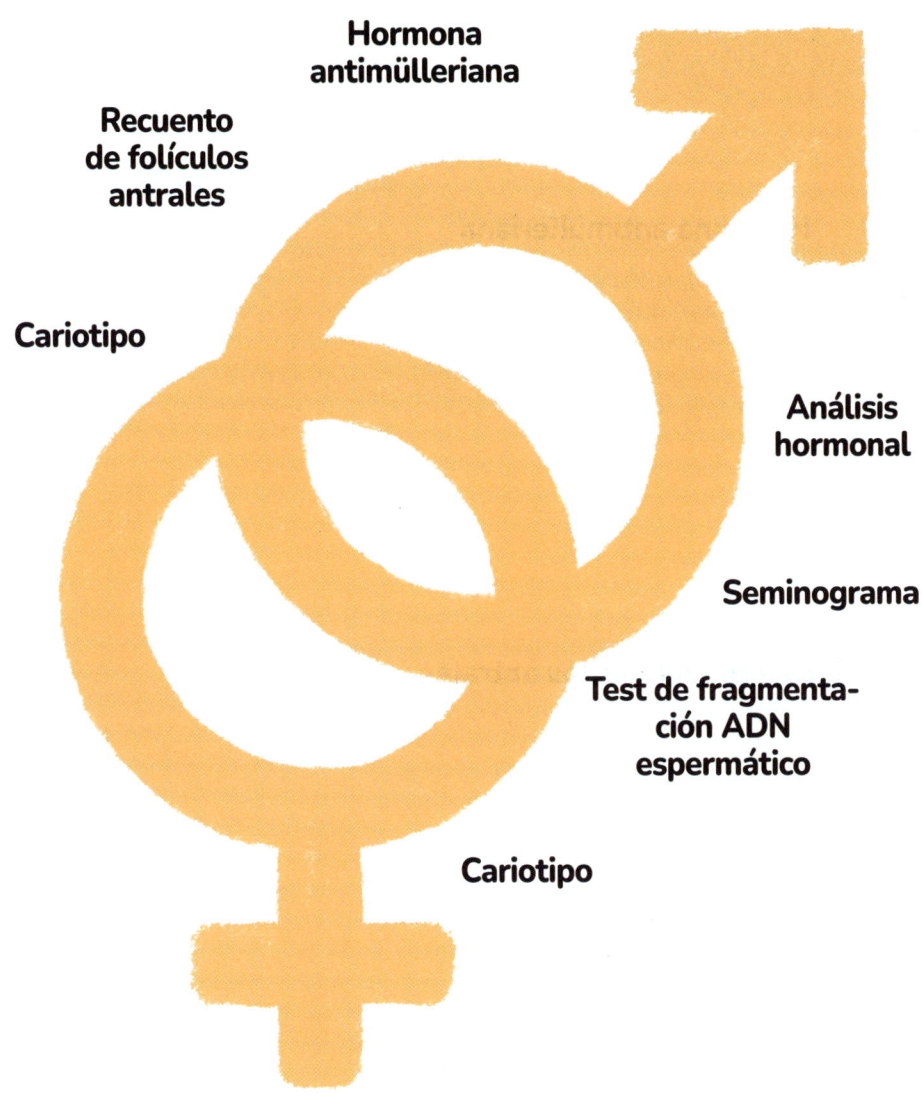

Hormona antimülleriana

Recuento de folículos antrales

Cariotipo

Análisis hormonal

Seminograma

Test de fragmentación ADN espermático

Cariotipo

ESTUDIO INICIAL DE FERTILIDAD

¿Cómo se mide la reserva ovárica de la mujer?

Entendemos por «reserva ovárica» la cantidad de óvulos presentes en los ovarios, y se mide con la determinación analítica de la hormona antimülleriana y el recuento de folículos antrales mediante ecografía, que mencionaremos como HAM y RFA, respectivamente, de ahora en adelante.

Cuando nacemos, las mujeres lo hacemos con una reserva ovárica limitada y, como consecuencia del paso de los años, esta cantidad de óvulos va descendiendo a lo largo de la vida de la mujer.

Hormona antimülleriana

- Es una hormona producida por las células de la granulosa de los folículos; y los folículos son las «bolsitas» que están en los ovarios y contienen los óvulos. Por tanto, a mayor número de folículos, mayor será la HAM.
- Se mide mediante una analítica de sangre, y puede realizarse en cualquier momento del ciclo menstrual.
- La HAM no predice la calidad ovocitaria.

Una duda muy habitual...

En cada ciclo menstrual, de manera natural, las mujeres no solo «perdemos» el óvulo que ovulamos, sino que el grupito de folículos que también inicia su crecimiento al inicio del ciclo, pero que no logra alcanzar ser el «folículo dominante», entra en muerte celular y también se pierde.

Lo que pretendemos con la estimulación ovárica de una FIV es dar la suficiente medicación para que todos los folículos que han iniciado su crecimiento ese mes puedan desarrollarse por completo para poder «aprovechar» cada óvulo que contienen en su interior.

Recuento de folículos antrales

- Se realiza mediante una ecografía transvaginal.
- Consiste en contar cuántos folículos hay en cada ovario.
- Puede realizarse en cualquier momento del ciclo, aunque, entre el primer y quinto día del ciclo, los ovarios están en máximo reposo y los folículos pueden contabilizarse mejor.
- Dentro de cada folículo ovárico encontramos, como máximo, un óvulo.

ESTUDIO INICIAL DE FERTILIDAD

¿Qué pruebas miden la fertilidad en el varón?

Seminograma

Es el análisis que permite determinar la calidad del semen, y los parámetros más comunes para su valoración son:

- Volumen. Un volumen normal es de más de 1.4 mililitros (ml).
- Concentración de espermatozoides. Se considera normal una concentración de espermatozoides a partir de 16 millones por mililitro (M/ml).
- Movilidad progresiva (a + b). Se refiere a la movilidad rápida y en dirección hacia adelante de los espermatozoides, y su valor se encuentra a partir del 30 % de espermatozoides de la muestra.
- Formas normales. La cantidad de espermatozoides con morfología normal debe ser de al menos 4 %.

Los parámetros de normalidad del seminograma se establecen en base a la 6.ª y más reciente edición hasta la fecha del *Manual para el examen y procesamiento del semen humano* publicado por la Organización Mundial de la Salud (OMS).

Sabías que los hombres pueden producir espermatozoides de forma continua y constante durante toda su vida, aunque de menor cantidad y calidad a medida que envejecen?

Análisis hormonal

Se determina el nivel de las hormonas que regulan e influyen en la producción de los espermatozoides, proceso conocido como «espermatogénesis».

Test de fragmentación del ADN espermático

Cuando se sospecha que un varón puede presentar un exceso de estrés oxidativo, por patología testicular, alimentación, edad, etc., se puede determinar el grado de daño del ADN espermático con el test de fragmentación de cadena simple y doble de ADN espermático.

ESTUDIO INICIAL DE FERTILIDAD

Cariotipo en sangre periférica

¿Qué es?

Es el análisis genético que valora la **composición cromosómica de un individuo**, en base al número de cromosomas y su estructura.
Un cariotipo normal presenta 23 pares de cromosomas; en total, 46 cromosomas, de los cuales 2 son cromosomas sexuales (XY en el varón y XX en la mujer).

¿Cómo se mide?

Mediante un análisis de sangre normal.

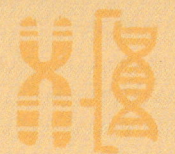

78

¿Por qué es importante realizarlo en un estudio de fertilidad?

Alteraciones en la estructura de los cromosomas, tanto en la mujer como en el varón, pueden afectar la correcta composición cromosómica del propio embrión y, con ello, marcar el pronóstico de su viabilidad.
Además, ciertas anomalías en el cariotipo de los progenitores pueden justificar, por ejemplo, una baja reserva ovárica en la mujer (síndrome de Turner, cariotipo 45 X) o alteraciones en el seminograma en el varón (síndrome de Klinefelter, cariotipo 47 XXY).

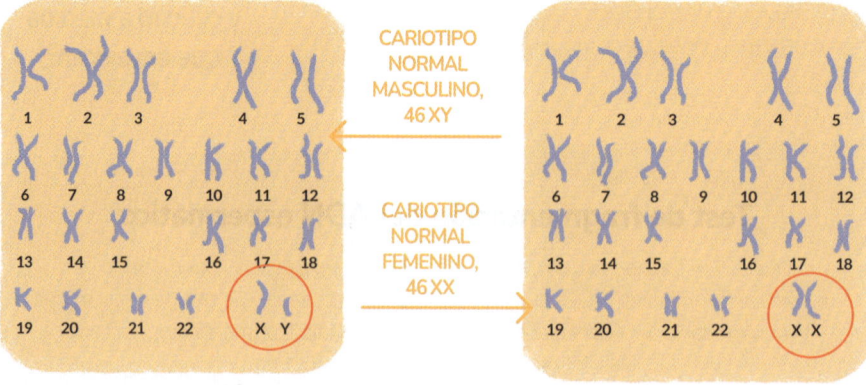

CARIOTIPO NORMAL MASCULINO, 46 XY

CARIOTIPO NORMAL FEMENINO, 46 XX

ESTUDIO INICIAL
de fertilidad

MIS PRUEBAS

ANALÍTICA SANGRE	VALOR	
GRUPO SANGUÍNEO		O, A, B, AB Y RH +/-
HEMOGRAMA		¿NORMAL? SÍ/NO
COAGULACIÓN		¿NORMAL? SÍ/NO
TSH		mUI/l
VITAMINA D		ng/ml
FSH		mUI/ml
LH		mUI/ml
ESTRADIOL		pg/ml
PROGESTERONA		ng/ml
HAM		ng/ml
SEROLOGÍAS		¿NEGATIVAS? SÍ/NO
CARIOTIPO		¿NORMAL, 46 XX?

ECOGRAFÍA		
ENDOMETRIO		¿NORMAL? ¿PÓLIPOS?
OVARIO DERECHO		¿NORMAL? ¿QUISTES?
OVARIO IZQUIERDO		¿NORMAL? ¿QUISTES?
RFA		¿N.º DE FOLICULOS?
ECO 3D		¿NORMAL? SÍ/NO

REVISIÓN GINE		
CITOLOGÍA		¿NORMAL? SÍ/NO
ECO MAMA		¿NORMAL? SÍ/NO
MAMOGRAFÍA		¿NORMAL? SÍ/NO

El preoperatorio con hemograma y coagulación es necesario antes de cualquier intervención quirúrgica; es este caso, la punción folicular.

El estudio hormonal (FSH, LH, estradiol y progesterona) nos aporta información sobre el funcionamiento del ovario, y su determinación se debe realizar en estado basal, entre el 2.º y 5.º día del ciclo.

La ecografía 3D nos aporta información sobre la morfología de la cavidad uterina, importante de cara a la implantación del embrión.

Es recomendable tener una revisión ginecológica actualizada antes de iniciar el tratamiento.

ESTUDIO INICIAL
de fertilidad

Y LAS DE MI PAREJA

ANALÍTICA SANGRE	VALOR	
GRUPO SANGUÍNEO		O, A, B, AB Y RH +/-
HEMOGRAMA		¿NORMAL? SÍ/NO
COAGULACIÓN		¿NORMAL? SÍ/NO
TSH		mUI/l
FSH		mUI/ml
LH		mUI/ml
TESTOSTERONA		ng/ml
SEROLOGÍAS		¿NEGATIVAS? SÍ/NO
CARIOTIPO		¿NORMAL, 46 XY?

SEMINOGRAMA		
VOLUMEN		> 1.4 ml
CONCENTRACIÓN		> 16 M/ml
MOVILIDAD A + B		> 30 %
FORMAS NORMALES		> 4 %

TEST DE FRAGMENTACIÓN	
CADENA SIMPLE %	
CADENA DOBLE %	

OTRAS		

El **estudio hormonal** (TSH, FSH, LH y testosterona) está especialmente indicado cuando un varón presenta un seminograma con baja concentración de espermatozoides y se quiere identificar el origen de esta condición.

El **test de fragmentación** se puede solicitar en aquellos varones con sospecha de presentar un exceso de estrés oxidativo, ya sea por consumo excesivo de cafeína, patología testicular o edad avanzada.

80

MIS NOTAS

El estudio de fertilidad es un momento clave para comprender cuál es el punto de partida y, desde ahí, diseñar una estrategia terapéutica personalizada que se adapte a tus necesidades individuales.

¿Cómo te sientes en este momento inicial del proceso?

ESTIMULACIÓN OVÁRICA

ESTIMULACIÓN OVÁRICA

La estimulación ovárica tiene por objetivo favorecer el crecimiento de todos los folículos hasta un tamaño adecuado para que los óvulos que están en su interior puedan completar su maduración.

Aspectos técnicos

Durante este proceso, tus niveles de estrógenos en sangre irán aumentando. A medida que los folículos vayan creciendo, irán produciendo estrógenos y, por tanto, a mayor tamaño folicular, habrá mayor nivel de estrógeno en sangre.

LABILIDAD EMOCIONAL

Este es el sentimiento más común en esta fase del tratamiento.

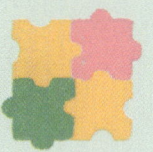

¿Cómo puede que te sientas físicamente?

- Distensión abdominal.
- Retención de líquidos.
- Aumento de sensibilidad mamaria.
- Sensación de peso en hipogastrio (zona inferior del abdomen).
- Cefalea (dolor de cabeza).

Estás a punto de iniciar el tratamiento. ¿Cómo te sientes?

Anota tus dudas para consultar con tu ginecólogo/a:

ESTIMULACIÓN OVÁRICA

¿Cómo administrar la medicación?

 Infórmate sobre las recomendaciones de mantenimiento y conservación de la medicación que te ha indicado tu ginecólogo/a, ya que ciertas folitropinas (hormonas) deben almacenarse en el frigorífico.

Márcate un horario de administración de la medicación e intenta que cada día sea a la misma hora.

 Lávate las manos antes de empezar a manipular la medicación.

Antes de administrar la inyección, comprueba que es la dosis correcta.

 Si tu medicación es en formato de pluma precargada multidosis, tras su administración diaria, deberás retirar y desechar la aguja.

Para inyectar la dosis, limpia la zona donde aplicarás la inyección con una toallita con alcohol. Pellizca suavemente la piel con los dedos pulgar e índice, e inserta la aguja perpendicular a la piel. Administra la medicación suavemente; antes de retirar la aguja, espera 5 segundos y, ahora sí, retira lentamente la aguja de la piel.

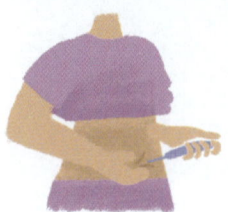

88

GRÁFICA DE TRATAMIENTO

Indica aquí la fecha del primer día de tu última regla y, a continuación, escribe las fechas sucesivas a esta.

FECHA								
DÍA DEL CICLO	DÍA 1	DÍA 2	DÍA 3	DÍA 4	DÍA 5	DÍA 6	DÍA 7	DÍA 8
MEDICACIÓN 1 _____								
MEDICACIÓN 2 _____								
MEDICACIÓN 3 _____								
MEDICACIÓN 4 _____								
MEDICACIÓN 5 _____								
CONTROL FOLICULAR								
CONTROL HORMONAL								

Marca con una X cuándo tienes programados los controles foliculares y hormonales.

GRÁFICA DE TRATAMIENTO

Habitualmente, la estimulación ovárica tiene una duración de entre 10 y 12 días, aunque a veces es necesario alargar el tratamiento unos días hasta conseguir el momento óptimo para la punción folicular.

FECHA								
DÍA DEL CICLO	DÍA 9	DÍA 10	DÍA 11	DÍA 12	DÍA 13	DÍA 14	DÍA 15	DÍA 16
MEDICACIÓN 1								
MEDICACIÓN 2								
MEDICACIÓN 3								
MEDICACIÓN 4								
MEDICACIÓN 5								
CONTROL FOLICULAR								
CONTROL HORMONAL								

Marca con una X cuándo tienes programados los controles foliculares y hormonales.

90

GRÁFICA DE TRATAMIENTO

1er control folicular

OVARIO DERECHO											
OVARIO IZQUIERDO											

Recuento total de folículos:

Toma nota del tamaño de cada folículo y podrás apreciar cómo van creciendo en cada control folicular.

Pega aquí la ecografía del 1.er control folicular

Valoración médica:

GRÁFICA DE TRATAMIENTO

2° control folicular

OVARIO DERECHO											
OVARIO IZQUIERDO											

Recuento total de folículos:

Toma nota del tamaño de cada folículo y podrás apreciar cómo van creciendo en cada control folicular.

Pega aqui la ecografia del 2.° control folicular

TUS DUDAS PARA LA VISITA:

Valoración médica:

GRÁFICA DE TRATAMIENTO

3er control folicular

OVARIO DERECHO														
OVARIO IZQUIERDO														

Recuento total de folículos:

Toma nota del tamaño de cada folículo y podrás apreciar cómo van creciendo en cada control folicular.

Pega aquí la ecografía del 3.er control folicular

Es normal que...

Llegados a este punto, puede que ya notes distensión abdominal y mayor retención de líquidos; esto es debido al aumento del tamaño de los folículos y del nivel de estrógenos en sangre.

Valoración médica:

93

GRÁFICA DE TRATAMIENTO

4° control folicular

OVARIO DERECHO															
OVARIO IZQUIERDO															

Recuento total de folículos:

Toma nota del tamaño de cada folículo y podrás apreciar cómo van creciendo en cada control folicular.

Pega aqui la ecografia del 4.º control folicular

OBJETIVO del último control folicular:

La situación ideal es conseguir que la mayoría de los folículos que están respondiendo a la estimulación ovárica alcancen un tamaño de entre 17 y 21 mm.

No siempre será necesario realizar 4 controles foliculares; dependerá de la velocidad de crecimiento y del tamaño folicular observado en cada paciente.

ESTIMULACIÓN OVÁRICA

Descarga ovulatoria

MEDICACIÓN	DOSIS	HORA

El equipo de enfermería te explicará cómo preparar y administrar la medicación correctamente. Toma nota de cada detalle, a continuación:

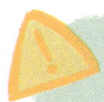

¡IMPORTANTE!

En relación con la administración de la medicación, ha llegado el momento más crítico, en cuanto a horario se refiere. El/los fármaco/s encargado/s de desencadenar la ovulación para poder obtener los óvulos el día de la punción folicular deben administrarse a una hora exacta y muy concreta, que te dirá tu ginecólogo y que está estrictamente relacionada con la hora en la que se ha programado la punción folicular.

MIS NOTAS

La estimulación ovárica es el momento de mayor esfuerzo físico del tratamiento.
Cuídate y sé paciente; tu cuerpo está dando lo mejor de sí.

Observa y admira, en cada control folicular, de lo que es capaz tu cuerpo, y permite
que tus sentimientos se expresen en estas líneas.

PUNCIÓN FOLICULAR

PUNCIÓN FOLICULAR

Es el procedimiento quirúrgico mediante el cual se obtienen los óvulos de cada folículo. Se trata de realizar la punción y aspiración del líquido folicular a través de la ecografía transvaginal, bajo sedación.

Aspectos técnicos

La técnica consiste en la punción y aspiración del líquido folicular a través de una aguja muy fina que se encuentra acoplada a la sonda transvaginal del ecógrafo; al aspirar el líquido folicular, se recupera, con él, el óvulo que ha ido madurando dentro del folículo durante la estimulación ovárica.

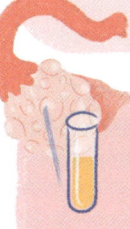

¿Cuáles son las posibles complicaciones?

- Sangrado ovárico y hemoperitoneo (acúmulo de sangre en el abdomen).
- Infección.
- Punción accidental de órganos vecinos (vejiga, intestino, etc.).

MIEDO

Este es un sentimiento frecuente en este momento del tratamiento.

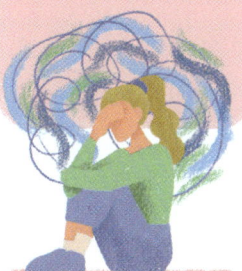

Estás a punto de someterte a la punción, ¿cómo te sientes?

Anota tus dudas para consultar con tu ginecólogo/a:

PUNCIÓN FOLICULAR

¿Cómo acudir a la clínica?

Vas a entrar en quirófano, así que es muy importante que tengas en cuenta las siguientes recomendaciones.

 Van a administrarte una sedación superficial, y por tanto debes haber cumplido un **ayuno** de, como mínimo, 6 horas. Es decir, no puedes haber bebido ni comido durante las 6 horas previas a la cirugía.

Date una ducha para sentirte más confortable.

 Ve vestida con **ropa suelta y cómoda**, que no te apriete.

Ve **acompañada**. Sobre todo, es importante que alguien vaya a recogerte después de la cirugía, ya que puede que estés algo adormecida debido a los efectos de la sedación.

 Debes acudir con las uñas sin pintar, sin *piercings*, sin perfumes o desodorante fuerte, sin lentillas y sin maquillaje.

Es normal que...

te sientas nerviosa y quieras que todo salga a la perfección. Dar valor a tus sentimientos y ser consciente de cómo estás viviendo este proceso es importante para no dejar de lado tu bienestar emocional.

MIS NOTAS

Hasta aquí has hecho todo lo que estaba en tus manos, y estoy segura de que lo has hecho muy bien. Ahora es momento de soltar un poco el control y confiar en el equipo de profesionales que te acompaña en este proceso.

¿Qué palabras te dirías a ti misma para calmar la mente y abrazar este momento?

FECUNDACIÓN *IN VITRO*

FECUNDACIÓN *IN VITRO*

Los óvulos obtenidos de la punción folicular se preparan en el laboratorio de embriología para ser inseminados con espermatozoides de pareja o de donante.

Este procedimiento puede llevarse a cabo de manera **convencional o mediante inyección intracitoplasmática de un espermatozoide** en un óvulo, de ahora en adelante, abreviado con las siglas ICSI.

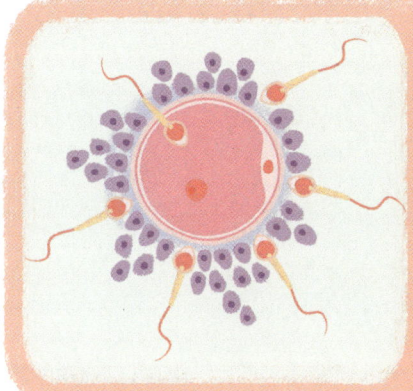

Fecundación *in vitro* convencional

Consiste en cultivar conjuntamente los ovocitos y los espermatozoides para que un espermatozoide penetre un ovocito por sí mismo.

Está indicado cuando el **seminograma es normal.**

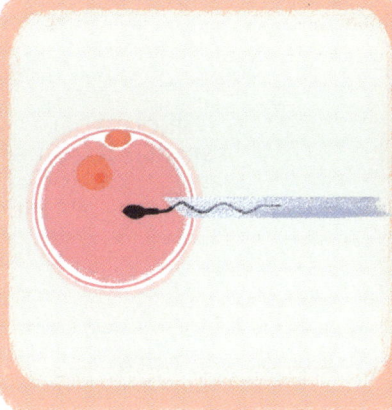

ICSI

Se trata de microinyectar un espermatozoide en el interior de un óvulo, previamente preparado en el laboratorio.

Está especialmente indicado cuando el **seminograma está alterado** y, también, cuando se aplica el dispositivo para reducir la fragmentación de ADN espermático.

FECUNDACIÓN *IN VITRO*

Ha llegado el momento en que **óvulo y espermatozoide** son los protagonistas y deben empezar a interaccionar.

Inicialmente, el ovocito primario contiene 46 cromosomas y, tras realizar el proceso de maduración (meiosis I) dentro del folículo y, a veces, *in vitro*, se convierte en ovocito secundario o maduro con 23 cromosomas.

PRIMER CUERPO POLAR
Exceso de material genético que el propio óvulo desecha para poder aportar la cantidad de cromosomas al juntarse con el espermatozoide.

*Al aparecer el primer cuerpo polar, el ovocito es maduro y ya está listo para interaccionar con el espermatozoide.

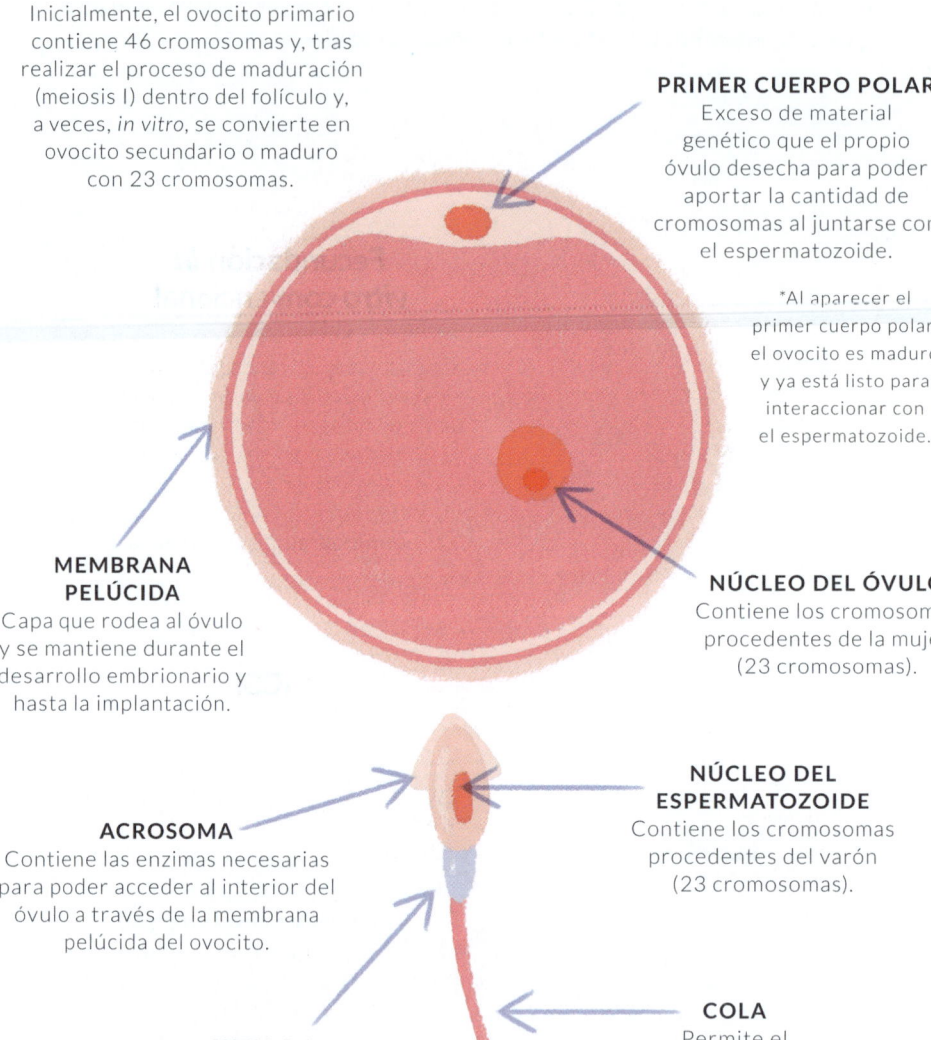

MEMBRANA PELÚCIDA
Capa que rodea al óvulo y se mantiene durante el desarrollo embrionario y hasta la implantación.

NÚCLEO DEL ÓVULO
Contiene los cromosomas procedentes de la mujer (23 cromosomas).

NÚCLEO DEL ESPERMATOZOIDE
Contiene los cromosomas procedentes del varón (23 cromosomas).

ACROSOMA
Contiene las enzimas necesarias para poder acceder al interior del óvulo a través de la membrana pelúcida del ovocito.

COLA
Permite el desplazamiento del espermatozoide.

CUELLO
Contiene mitocondrias que proporcionan la energía necesaria para el movimiento del espermatozoide.

MIS NOTAS

La fecundación da paso al inicio de la vida, un instante muy poderoso donde todo comienza.

¿Qué te gustaría decirle a tu futuro hijo o hija en este primer capítulo de su historia?

DESARROLLO EMBRIONARIO

DESARROLLO EMBRIONARIO

A partir de la fecundación, el embrión inicia su desarrollo llevando a cabo una serie de divisiones celulares hasta llegar al estadio de blastocisto, en día + 5 o + 6.

Día + 0. ¿Cuántos ovocitos se han obtenido?

_____

_____

_____

_____

_____

¿Cuál ha sido la calidad del semen el día de la punción?

SEMINOGRAMA	
VOLUMEN	
CONCENTRACIÓN	
MOVILIDAD A + B	
REM BASAL	

¿Qué técnica de fecundación se ha utilizado?

- FIV convencional
- ICSI

¿Se ha aplicado el dispositivo para reducir la fragmentación de ADN espermático?

- Sí
- No

En esta etapa del tratamiento, recibirás llamadas del equipo de embriología para informarte sobre la evolución de los embriones.

¡Toma nota de cada detalle!

Más notas:

DESARROLLO EMBRIONARIO

Día + 1. ¿Cuántos ovocitos han fecundado?

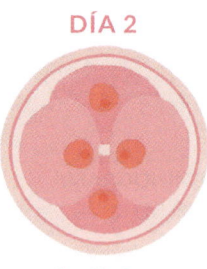

DÍA 1

Fecundación

Día + 2. ¿Qué calidad inicial tienen hoy?

CALIDAD	
A	
B	
C	
TOTAL	

DÍA 2

4 células

¿Cómo se mide la calidad morfocinética de los embriones?

Los embriólogos clasifican los embriones mediante **parámetros morfológicos** (según su forma y número de células, simetría, grado de fragmentación) **y cinéticos** (según cuál sea el ritmo en su desarrollo). Esta clasificación se relaciona con el potencial de implantación del embrión; cuanto mejor sea su clasificación morfocinética, mayor potencial de implantación tendrán.

A. Cumplen todos los tiempos óptimos y no presentan alteraciones morfológicas.
B. Leve desviación de los tiempos óptimos o pequeños defectos morfológicos.
C. Cumplen algunos parámetros, pero con retrasos o defectos moderados.
D. Embriones no evolutivos (se descartan).

DESARROLLO EMBRIONARIO

Día + 3. ¿Se mantienen las calidades respecto al día anterior?

DÍA 3

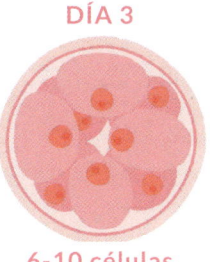

6-10 células

CALIDAD	
A	
B	
C	
TOTAL	

Día + 4. ¿Qué calidad tienen hoy?

DÍA 4

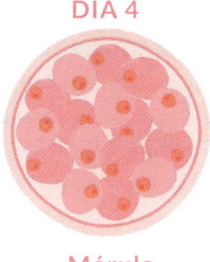

Mórula

CALIDAD	
A	
B	
C	
TOTAL	

¿Se ha realizado el *hatching* asistido?

 Sí

No

¿Qué es el *hatching* asistido?

El *hatching* asistido consiste en realizar un pequeño agujero en la membrana pelúcida del embrión para facilitar su salida.

DESARROLLO EMBRIONARIO

Día + 5/6. **¿Cuántos embriones han conseguido formar el blastocisto?**

_____

_____

_____

CALIDAD	
A A	
A B	
B A	
B B	
TOTAL	

¿Qué tipo de transferencia embrionaria se realizará?

- Transferencia en fresco
- Criotransferencia

DÍA 5

Blastocisto

¿Se realiza biopsia para PGT-A?

- Sí
- No

_____

_____

_____

¿Qué es el PGT-A?

Son las siglas, en inglés, del test genético preimplantacional de aneuploidías, y permite estudiar el contenido cromosómico del embrión antes de ser transferido al útero materno. Al identificar los embriones con composición cromosómica normal, aumentamos la probabilidad de embarazo y reducimos el riesgo de aborto espontáneo.

Recomendado cuando la edad de la mujer es de 38 años o mayor, o cuando existe un factor masculino severo.

120

EL BLASTOCISTO

El blastocisto es el estadío de máximo desarrollo del embrión y ahora ya
está listo para ser transferido al útero materno.

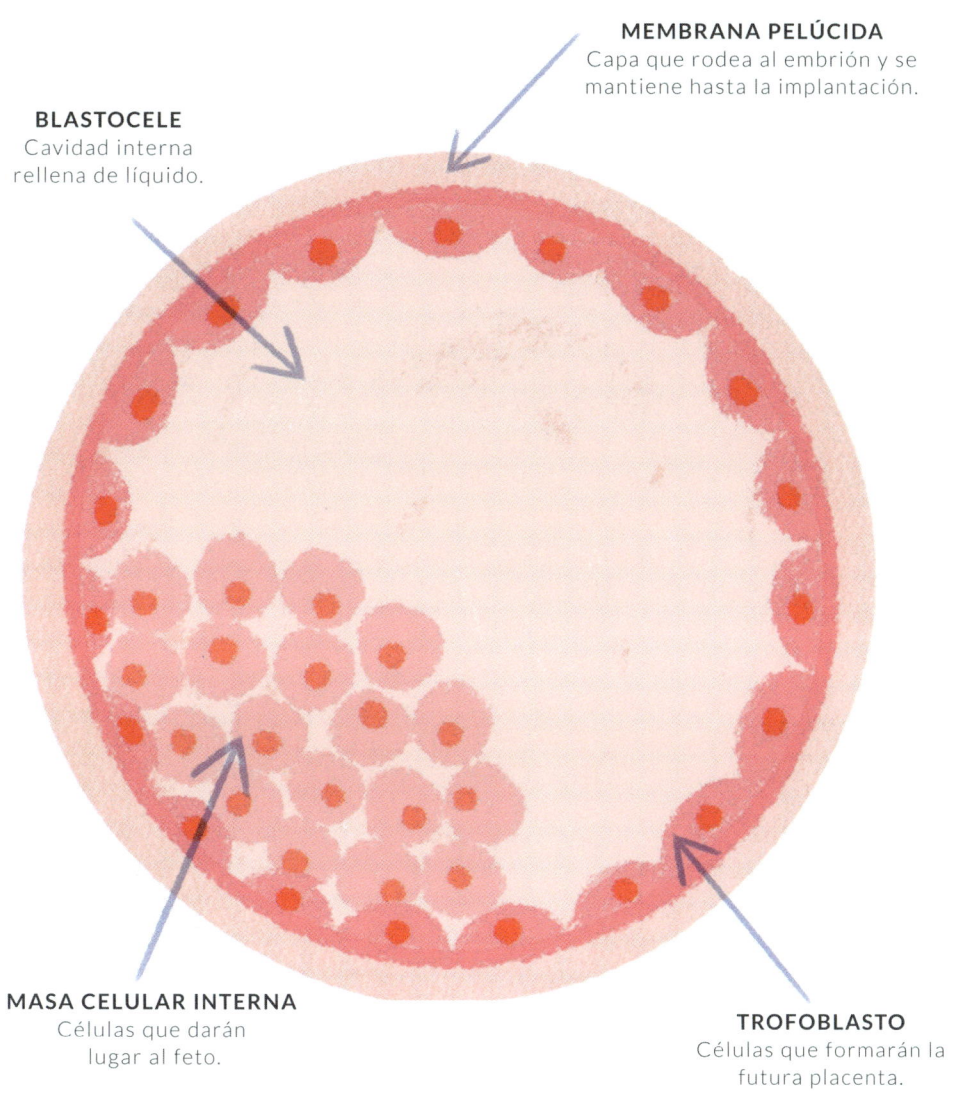

MEMBRANA PELÚCIDA
Capa que rodea al embrión y se
mantiene hasta la implantación.

BLASTOCELE
Cavidad interna
rellena de líquido.

MASA CELULAR INTERNA
Células que darán
lugar al feto.

TROFOBLASTO
Células que formarán la
futura placenta.

121

MIS NOTAS

En esta fase, es importante recordar que no todos los embriones llegarán hasta el final del desarrollo, ya que la biología y la selección natural siguen su curso. Sentir incertidumbre es normal; por eso, es fundamental cultivar la paciencia desde el amor y acompañar a tus embriones desde la calma y la esperanza.

¿Qué pequeño gesto de cuidado podrías darte hoy para sostener mejor este proceso?

TRANSFERENCIA EMBRIONARIA

TRANSFERENCIA EMBRIONARIA

Es el proceso mediante el cual un embrión, de todos los obtenidos en el laboratorio, se deposita en la cavidad uterina de la paciente a través de una cánula blanda.

Aspectos técnicos

Se trata de un procedimiento atraumático, sin necesidad de anestesia y que se realiza mediante visión ecoguiada, en una sala próxima al laboratorio para poder transportar el embrión con la mayor precisión y brevedad posible.

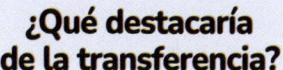

ESPERANZA

Este es un sentimiento dominante en este momento del tratamiento.

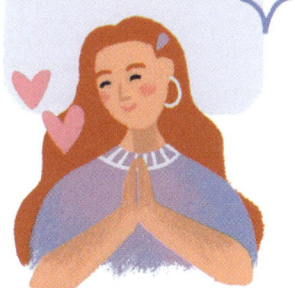

¿Qué destacaría de la transferencia?

Es un momento mágico y especial en el que puede estar presente tu pareja o acompañante.

¡Disfrútalo al máximo!

Estás a punto de someterte a la transferencia. ¿Cómo te sientes?

Anota tus dudas para consultar con tu ginecólogo/a:

127

TRANSFERENCIA EMBRIONARIA

¿Cómo acudir a la clínica?

Estás a punto de vivir el momento más mágico de todo el tratamiento, y es muy importante que tengas en cuenta las siguientes recomendaciones.

 Acude con margen de tiempo. Se suele recomendar **llegar 30 minutos antes** de la hora que se ha programado la transferencia embrionaria.

 Ve con la vejiga llena, con ganas de hacer pipí. Este detalle favorece la visualización uterina y la correcta ubicación del embrión a través de la ecografía abdominal.

 Ve vestida con **ropa suelta y cómoda**, que no te apriete.

 Tanto tú como tu acompañante debéis **evitar perfumes, desodorantes o cualquier cosmético de olor intenso**, ya que estaréis próximos al laboratorio y las partículas aromáticas que desprenden éstos pueden dañar los medios de cultivo de los embriones en desarrollo.

¿Te queda alguna duda?

TRANSFERENCIA EMBRIONARIA

¡Ha llegado el gran día!

FECHA	
HORA	

*Pega aquí la ecografía
de la transferencia*

MUCHA SUERTE

¿Sabías que, después de la transferencia embrionaria, la implantación del embrión se produce en las 24-48h posteriores a la transferencia?

MIS NOTAS

La transferencia embrionaria es un momento íntimo y lleno de significado.

¿Qué emoción quieres regalarle a este instante tan especial? Si te apetece, pídele a tu pareja o acompañante que también escriba cómo ha vivido este momento tan mágico.

BETA - ESPERA

BETA-ESPERA

Después de haber transferido un embrión en estadio de blastocisto, debemos esperar 10 días para saber si se ha producido la implantación.

Pero... ¿cómo podemos saber si se ha producido la implantación?

Se realiza una analítica en sangre y se identifica la **hormona gonadotropina coriónica, beta-hCG**, que es la hormona que produce el embrión tras su implantación en el útero materno.

ILUSIÓN

Este es un sentimiento frecuente en este momento del tratamiento.

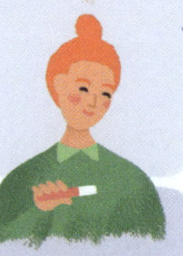

Durante estos días, puedes sentir:

- Dolor sutil de regla (puntual o mantenido).
- Manchado rosáceo o marronáceo.
- Cansancio.
- Sueño.

El tiempo de espera desde la transferencia embrionaria hasta la determinación analítica de la beta-hCG se conoce popularmente como «beta-espera».

¿Qué valor de beta-hCG es el ideal?

Tras 10 días de la transferencia embrionaria, el valor de beta-hCG debe ser, idealmente, mayor de 100 UI/l.

¿Qué pasa si el valor de beta-hCG es menor de 100 UI/l?

Podríamos estar delante de un aborto bioquímico o embarazo extrauterino, por lo que es recomendable repetir una nueva determinación de beta-hCG en 48 h.

¡CONSEJO!

La beta-espera puede hacerse muuuy larga. La ilusión de que ese embrioncito haya implantado es tan grande que, al mismo tiempo, te invade el miedo y la inseguridad de que no pueda salir bien.

¡Mantén tu mente ocupada durante estos días!

BETA-ESPERA

¿Qué actividades pueden ayudarte a mantener la mente ocupada?

Tómate un momento para pensar en actividades o *hobbies* que te gustaría hacer durante la beta-espera, algo que te entretenga y te ayude a mantener la mente ocupada. Escríbelos aquí y marca el día en que te gustaría hacer cada uno de ellos.

ACTIVIDADES

DÍA DE BETA-ESPERA

	1	2	3	4	5
Leer un buen libro	○	○	○	○	○
	○	○	○	○	○
	○	○	○	○	○
	○	○	○	○	○

	6	7	8	9	10
	○	○	○	○	○
	○	○	○	○	○
	○	○	○	○	○
	○	○	○	○	○

BETA-ESPERA

FECHA	VALOR

Si la beta-hCG ha dado positiva y de un valor > 100 UI/l, ¡estás de enhorabuena!, ya tenemos el primer paso superado: esto quiere decir que el embrión ha implantado en tu endometrio y ahora le toca crecer y desarrollarse en él.

Para confirmar que el embarazo sigue una evolución correcta, se deberá realizar una ecografía a las 2 o 3 semanas de haber realizado la determinación de la beta-hCG.

En cambio, puede que el resultado haya sido negativo.

Si es así, tranquila, no estás sola. Tu ginecólogo/a te acompaña en este proceso y repasará tu caso con cariño, para detectar posibles motivos que hayan desencadenado el resultado no deseado y, así, poderlos tratar.

ECOGRAFÍA

Si la beta-espera se te había hecho larga, créeme, la espera hasta realizar la primera ecografía se hará eterna. De momento, tienes un valor positivo, pero deseas ver como ese número se convierte en una imagen; en la imagen más bonita del mundo.

FECHA	HORA

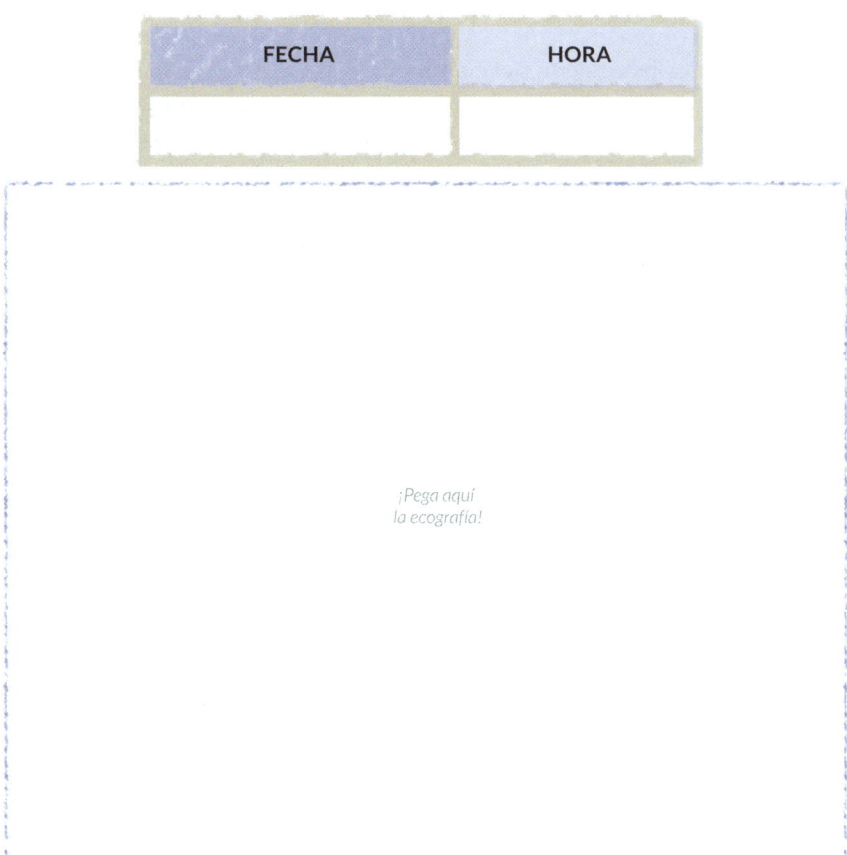

¡Pega aquí
la ecografía!

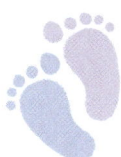

¡ENHORABUENA!

Acabas de ver y escuchar el sonido más maravilloso que jamás podrías haber imaginado: ¡acabas de conocer a tu bebé!

Describe aquí qué has sentido:

EMBARAZO

¿Qué debes tener en cuenta a partir de ahora?

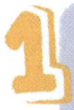 **Evita los siguientes alimentos:** lácteos no pasteurizados, huevo crudo, carne y pescado crudos, embutidos curados y bebidas azucaradas.

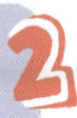 **Lava tus manos** antes de manipular cualquier alimento y haz lo mismo con **todas las verduras y frutas antes de cocinarlas**. También existen productos específicos y seguros durante el embarazo para desinfectarlas.

 Elimina hábitos tóxicos, como fumar o tomar alcohol.

 Mantén la **actividad física** y adáptala a tu situación actual. Evita realizar ejercicio de impacto, sobre todo durante el primer trimestre de embarazo.

 Las **náuseas** pueden aparecer a partir de la semana 4 o 6 de embarazo, aunque no todas las mujeres las presentan.

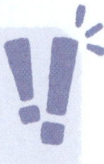 Para evitar las náuseas, intenta realizar ingestas de alimentos de manera frecuente y en pocas cantidades, e introducir alimentos ricos en carbohidratos y proteínas. El jengibre también puede ser tu gran aliado.

MIS NOTAS

La beta-espera quizás sea el tramo más difícil desde el punto de vista emocional;
ese momento en el que conviven la esperanza de ver un resultado positivo
y el miedo de que no salga como esperas. Es una etapa silenciosa por fuera,
pero muy intensa por dentro.

¿Qué palabras de aliento te dirías si fueras tu mejor amiga?

¿CÓMO TE HAS SENTIDO?

¿CÓMO TE HAS SENTIDO?

Te invito a que reflexiones y plasmes en estas líneas cómo has vivido este proceso, con todo lo que implica, lo bueno y lo malo. Recuerda quien ha estado a tu lado y agradece todo lo bueno que te llevas de esta experiencia.

GLOSARIO

GLOSARIO

OMS
Organización Mundial de la Salud

FIV
Fecundación *in vitro*

ROPA
Recepción de ovocitos de pareja

PGT
Test genético preimplantacional

PGT-A
Test genético preimplantacional de aneuploidías

Beta-hCG
Hormona gonadotropina coriónica

ICSI
Inyección intracitoplasmática de espermatozoides

5-MTHF
5-metiltetrahidrofolato

EPA
Ácido eicosapentaenoico

DHA
Ácido docosahexaenoico

SOP
Síndrome de ovario poliquístico

HAM
Hormona antimülleriana

RFA
Recuento de folículos antrales

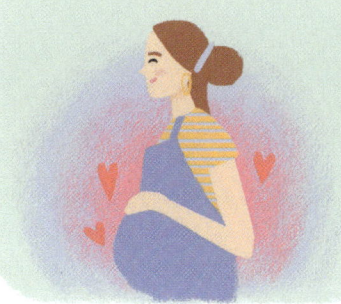

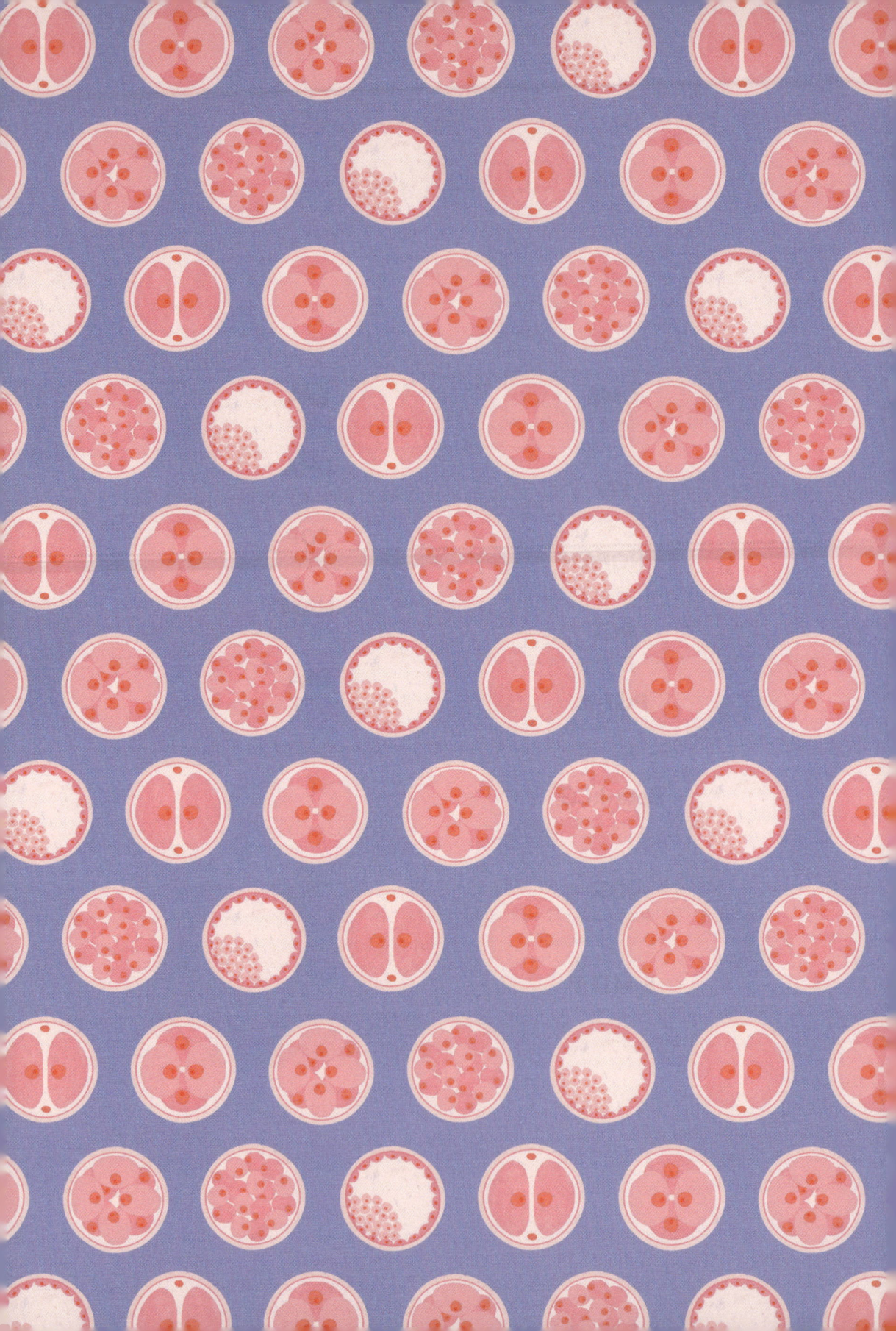

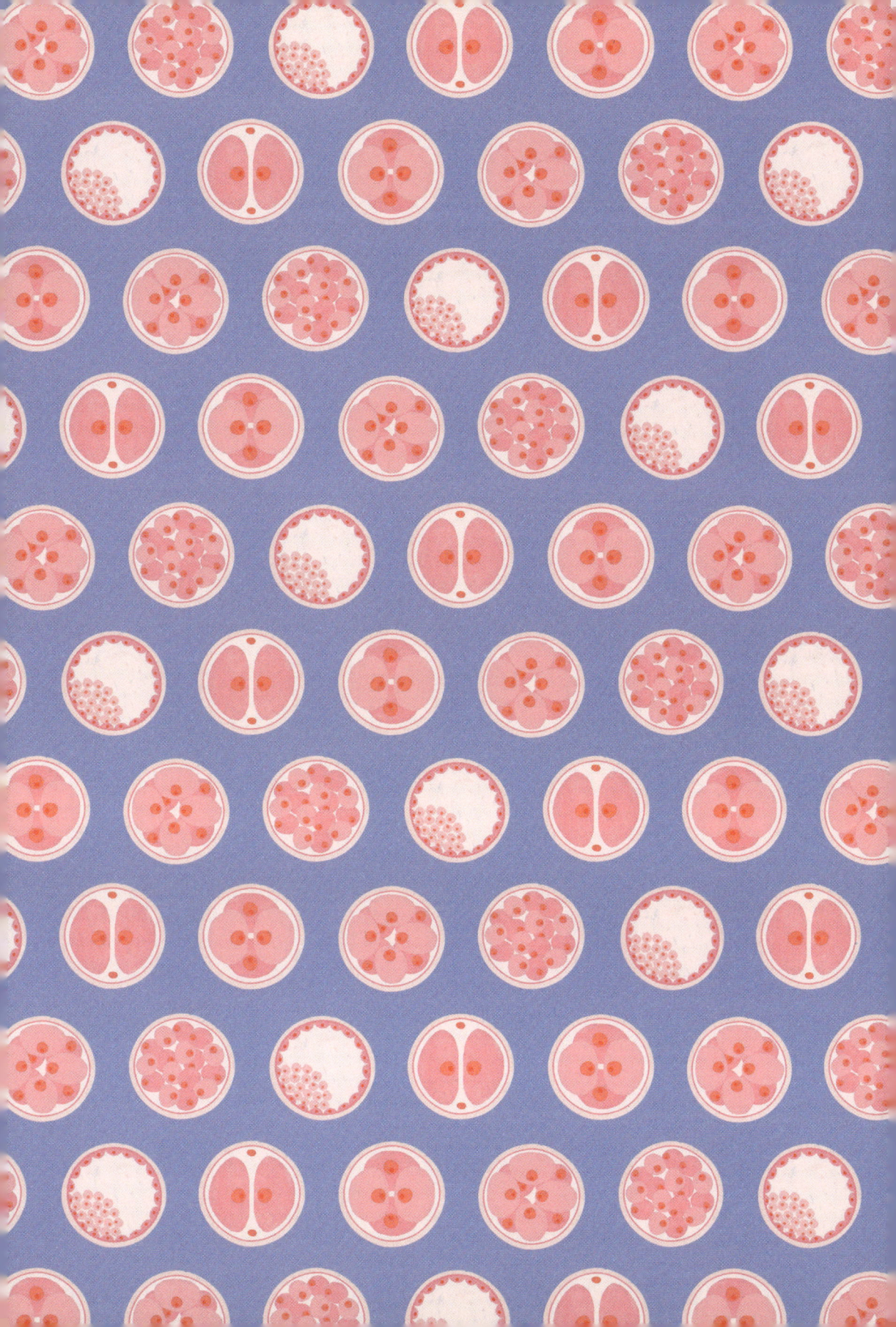